高效休息法

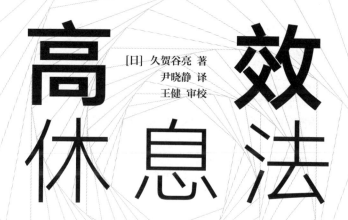

[日] 久贺谷亮 著
尹晓静 译
王健 审校

世界精英这样放松大脑

U0257839

人民邮电出版社

北　京

图书在版编目（CIP）数据

高效休息法　世界精英这样放松大脑／（日）久贺谷
亮著；尹晓静译. -- 北京：人民邮电出版社，2019.6
　ISBN 978-7-115-51087-7

　Ⅰ．①高… Ⅱ．①久… ②尹… Ⅲ．①疲劳（生理）—
消除 Ⅳ．①R161

中国版本图书馆CIP数据核字（2019）第066053号

版权声明

◆ 著　　　　　［日］久贺谷亮
　　译　　　　　尹晓静
　　审　　校　　王　健
　　策划编辑　　恭竟平
　　责任编辑　　朱伊哲
　　责任印制　　周昇亮
◆ 人民邮电出版社出版发行　　北京市丰台区成寿寺路 11 号
　　邮编　100164　电子邮件　315@ptpress.com.cn
　　网址　https://www.ptpress.com.cn
　　北京天宇星印刷厂印刷
◆ 开本：880×1230　1/32
　　印张：7.25　　　　　　　2019 年 6 月第 1 版
　　字数：125 千字　　　　　2025 年 1 月北京第 40 次印刷
　　著作权合同登记号　图字：01-2017-8607 号

定价：59.80 元
读者服务热线：**(010)81055296**　印装质量热线：**(010)81055316**
反盗版热线：**(010)81055315**
广告经营许可证：京东市监广登字 20170147 号

与正念的邂逅

我于 2017 年 9 月开始在日本交换留学一年。留学前我的研究生导师说："晓静，日本的留学生活可不如你想象的那么轻松，日本社会可能会给你带来一些压力，也会改变你的生活习惯，要做好心理准备啊。"我当时不以为然：自己的生活、学习一向很规律，相信自己是不会遇到这些情况的。

结果我大错特错。初到日本，学业和生活压力比我想象中大很多：每天的事情应接不暇，各种思绪充斥着大脑。"好想好好睡一觉啊！"我每天在心底呐喊，等到终于有时间好好休息时，我才发现：单纯的延长睡眠时间对我来说完全没有效果，我仿佛陷入了无论睡多久都觉得睡不够的怪圈。更可怕的是，无论我怎么放松自己都发现依然很累……

休息不好上课自然精力难以集中，效率低下只能靠时间来弥补。为了赶上学习进度，我不得不经常学习到深夜，然而早上在镜子前看到满脸倦容的自己时，我意识到：该做点什么了。

那段时间，为了缓解内心的焦虑感，我一有空就跑到家附近的书店找书看。我在书店的畅销书架上连续好几次都注意到一本叫《最高の休息法》（本书日文名）的书，封面上注明此书的销量已逾 20 万册。出于好奇，我翻开看了看，结果看到书中说：压力，往往来自对过去的检讨和对未来的忧思。

这不正是我的现状吗？我一直在后悔当初没有听进去导师的建议，早早为留学生活做准备，也一直在担心我的生活节奏会一直这样"乱套"下去……

于是我毫不犹豫把这本书买回了家，开始仔细研读。原来以为这只是一本介绍世界精英如何休息的书，没想到书的内容远远超出我的期待：书中将看似高深的尖端脑科学及正念知识，通过轻松有趣的图片及步骤演示，手把手教读者如何排除杂念，获得真正的休息。

最让我佩服的是，身为耶鲁大学精神医学博士的作者特意以微小说的方式，描绘了一个饱受身心疲累痛苦的女生在向脑科学家学习之后，不断帮助自己和周围人摆脱大脑疲劳、获得成长的故事。所以，即使书中出现了不少专业词语，依然通俗易懂。按照书中的方法实践了一周后，我发现自己更专注于当下，不再对已经发生的事情心有不甘，也不再对将要发生的事情充满不安。如此一来，身心疲劳自然得到了缓解。

我在网站搜寻相关资料时，发现这本书已经在日本引起了很大反响：2017 年就成为日本亚马逊商业类图书排行榜第一名，在 Ameba（日本著名的博客和社交网站）等网站上也刊载了相关文章并引发了广泛的话题讨论，甚至有多家电视台邀请作者做客访谈节目。日本亚马逊上有很多读者留言说此书"简单易读、方法易学、内容充实"，一向"挑剔"的他们甚至打出了 4.1 分的高分（满分 5 分）。更有意思的是，甚至有读者评论说"靠此书的方法缓和了和上司紧张的关系"。

看到日本读者的反馈和亲身体验到这本书的价值后，我萌发了将它介绍到中国的想法。于是我在公众号上写了一篇书评，简单介绍了书中列举的"消除大脑疲劳的七个休息法"。没想到这篇文章大受欢迎，甚至幸运地被以高质量内容著称的 warfalcon 等公众号转载，之后也引发了二十多家自媒体的转发。

一方面，如此广泛的传播和高阅读量让我暗自高兴，另一方面，这说明很多人都深受大脑疲劳之苦。可怕的是，很多人还错以为这是身体疲劳，试图仅仅通过请假休息、出门旅游等方式让自己彻底放松和充电。事实是，不知道造成身心疲惫的根本原因，是无法消除疲劳的，更何谈"高效休息"呢。

正在我思考如何才能让更多的人接触到"高效休息法"时，人民邮电出版社的编辑看到了我的文章，希望我翻译整本书。接到邀约，我自然是欣然接受。还记得翻译到如何消除扰乱思绪的"猴子思维"时，正值日本的盛夏时节，同书中写的一样，日本的盛夏酷热难耐、虫鸣此起彼伏，但我的内心却无比安静坦然：我为终于找到内心充满杂念的原因而不再焦虑，更为可以将"高效休息法"分享给更多需要的人而感到欣喜和感恩。

这本书的翻译工作充实了我的留学生活，陪伴我度过许多万籁俱寂的夜晚，让我的留学生活更值得纪念与回忆。

非常感谢人民邮电出版社社科人文分社团队在翻译过程中给予我的帮助，尤其要感谢恭竟平老师的认可与支持。每一次的意见交换，对我来说都至关重要，也引发了我的诸多思考。

最后，希望这本书能给你的生活和工作带来一些改变，从此"高效休息"，内心无忧。

尹晓静

2019 年 4 月于北京

科学正确的"大脑休息法"

不论忙不忙，总是觉得很累。

再怎么休息，睡得再多，不知为何还是很疲惫。

注意力无法集中，总爱胡思乱想……

如果你不幸出现以上症状，说明你累的不是身体，而是大脑。

很多人都深深以为"休息 = 让身体休息"。因此当他们深感疲惫时，往往会选择睡个好觉、轻松度假、泡温泉来放松身体。当然，采取这种方式让身体获得休息确实很重要。

但是，有些疲劳无法因此而消除，那就是大脑疲劳。

本书将为大家介绍大脑的休息方法。

大脑疲劳和身体疲劳有着根本性的差别。身体再怎么休息，大脑疲劳还是会在不知不觉中不断积累。而大脑疲劳在持续不断的慢性累积后，会导致人在各个方面的表现变差，严重时还会造成所谓的心理疾病。

探索"科学化的大脑治愈法"

我在位于美国洛杉矶南湾的精神诊疗医院 TransHope Medical（久贺谷心的诊所）担任院长。其实，日本人作为精神科医生在洛杉矶开业的，只有我一个人。诊所开业至今已约 6 年，在这 6 年时间里，我接触到了该地区居民的各种心理问题，逐渐掌握了治疗心理疾病的各种方法。

然而，目前美国的精神医疗领域与之前相比发生了很大的变化。比如说，对于药物治疗的管理就比之前严苛得多。其实这种用药物来治疗精神疾病的方法在日本仍然相当普遍，但美国现在逐渐倾向于避免使用此方法。

为什么会造成这种现象呢？一个重要的原因是，先进脑科学研究的发展逐渐淘汰了传统的药物治疗。在目前的脑科学研究中，都是把大脑当作一个器官来直接进行治疗。而且，随着以尖端脑科学研究成果为基础而研发出的经颅磁刺激技术（Transcranial Magnetic Stimulation，简称 TMS）等治疗方法的不断革新，患者无需依赖有副作用的药物也可以使心理问题得到改善。

除了尖端脑科学研究外，在心理咨询领域，包括冥想在内的第三代认知行为疗法正逐渐成为最新的治疗方法。当然，这里所说的冥想和单纯的放松身心有着根本性的差别。实际上，目前有诸多数据表明冥想能为人类的大脑带来积极的影响，因此有许多研究已经开始探索冥想与脑科学之间的关系。

曾在耶鲁大学医学院精神医学系研究尖端脑科学的我，也在自己的诊所中引进了 TMS 经颅磁刺激技术和以冥想为基础的治疗方法。

不过，我在本书中想介绍给大家的是后者。虽然 TMS 经颅磁刺激技术的发展很有前景，今后应该也会在日本逐渐普及，但其研究成果尚不成熟。而冥想除了简单方便之外，从最新的科研动向来看，其治疗效果非常值得期待。

就算你"无所事事"，大脑也会疲劳

一听到"冥想"这个词，大家可能会觉得有点奇怪。也许有人认为："有必要这么麻烦吗？只要发个呆，大脑不就可以休息了吗？"

但遗憾的是，无论你怎么无所事事浪费时间，你的大脑都不会因此而获得休息，反而可能会持续消耗大量能量。

我们经常说，大脑是一个重量仅仅占体重 2%，却消耗着身体 20% 能量的"大胃王"[1]。而且，大脑消耗掉的这些能量的大部分都用在了预设模式网络（Default Mode-Network，简称 DMN），也就是所谓的"大脑能量吞噬者"这个大脑回路中。

所谓的 DMN，是指由内侧前额叶皮质、后扣带皮层、楔前叶、顶叶顶下叶等构成的大脑网络，如图前 1 所示，它会在大脑未执行有意识活动时自动进行基本运作。可以把 DMN 想象成汽车挂空挡，这样更容易理解。

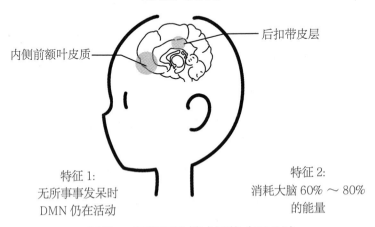

内侧前额叶皮质、后扣带皮层、楔前叶、顶叶顶下叶等构成的大脑网络

后扣带皮层

内侧前额叶皮质

特征 1：
无所事事发呆时
DMN 仍在活动

特征 2：
消耗大脑 60% ～ 80%
的能量

图前 1　何谓预设模式网络（DMN）

我个人从一开始就对大脑的这种活动很感兴趣。虽然

我最终选择在耶鲁大学读书，但我曾经前往华盛顿大学圣路易斯分校去拜访 DMN 的发现者——马库斯·赖希勒（Marcus Raichle）。

据说，DMN 这个脑内网络结构竟然占了大脑能量消耗的 60% ～ 80%。也就是说，即使是发呆、放空自己，只要 DMN 持续过度运作，大脑就永远不会获得休息。那种"明明一整天都在发呆，但还是很累"的感觉，可能就是 DMN 过度运作的结果。

换言之，如果不塑造一个可以抑制 DMN 活动的大脑结构，你将永远无法获得真正的休息。

其实，疲劳感本身就是一种大脑现象。大脑的疲劳感比身体上的疲劳感来得更快，当大脑感到疲累时，它会立即将"好累"的讯息传达给身体，让身体发出疲惫的信号。因此，当我们身体筋疲力尽时，往往大脑已经先疲惫不堪了。

不过，从这点来看，只要学习并掌握"大脑休息法"，就能避免大脑和身体疲劳，提高注意力和个人表现能力。

世界各地精英的大脑休息法

你听说过正念（Mindfulness）一词吗？最近有很多与正念有关的书籍。而这几年在美国，正念这个概念正爆发般地流行起来。

这个神秘的词语到底是什么意思呢？这本书将带你深入了解这个概念。简单来说，正念是"通过冥想等方法促使大脑获得休息的总称"。

众所周知，苹果公司创始人史蒂芬·乔布斯就是冥想的实践者。此外，谷歌公司将名为 SIY（Search Inside Yourself，探求内心）的正念课程纳入公司内部研修系统，让员工系统学习正念，且效果都持续获得证实[2]。

除了苹果公司和谷歌公司之外，Facebook（脸书）、思科（全球最大的网络设备巨头）、巴塔哥尼亚（世界顶级户外活动产品的制造销售商）、安泰（医疗保险行业巨头）等世界知名企业也都在积极引进 SIY 正念课程。

另外，马克·贝尼奥夫（Marc Benioff, Salesforce.com 的董事长兼首席执行官）、杰夫·韦纳（Jeff Weiner, LinkedIn 的首席执行官）、约翰·麦基（John McKee, Whole Foods 的首席执行官）、埃文·威廉斯（Evan Williams, Twitter 等的创始人）、马克·贝托里尼（Mark Bertolini, 安泰董事长兼首席执行官）等著名企业家也在实践冥想。

一向最看重实际利益的美国人，尤其还是那些只关注有效信息的精英们，为什么也会开始实践正念呢？理由很简单，因为他们了解"让大脑休息"的重要性，同时也知道正念就是最好的休息方法。

在学术领域，支持正念的科学理论依据也有所进展。

在本书中多次出现的贾德森·布鲁尔（Judson Brewer，目前为美国马萨诸塞大学的副教授），是我在耶鲁大学医学院精神医学系进修时的同学。他发表了一份报告，该报告指出——DMN（大脑能量吞噬者）主要部位的活动可以通过冥想来抑制。也就是说，不断有研究表明，冥想正是"科学正确的大脑休息法"。

真正的休息并非"简单充电"

在本书中，我将一边穿插脑科学知识，一边向大家介绍正念这种"高效休息法"。

首先，为了让大家大致掌握正念冥想的基础知识，我准备了一个导入环节——"先睹为快！消除大脑疲劳的七个休息法"。如果想要快速了解正念的实践操作，可以直接阅读该部分。

其次，本书在正文部分采取小说的形式。小说的背景设定在我曾经就读的耶鲁大学医学院。我认为这样的设定能够让大家更加真实地感受到正念是如何与最先进的脑科学相互结合的。

出场人物皆为虚构，但其研究成果全是真实的。参考文献等会以[1]这样的方式标示，并统一列在书末，想进一步认真钻研的读者，请务必加以参考。

在进入正文之前，还有一点需要大家注意。各位在听到"休息"一词时，是否会有为了忙正事而暂时"应急"一下的印象呢？不过，本书所说的"休息"并非是指一般的"应急充电"，而是从根本上让大家获得真正的休息。

大脑具有可塑性，坚持实践正念的话，你将会拥有一个不易疲劳的大脑。希望大家能通过本书来改变你的大脑，掌握高度集中注意力的方法，毕竟这才是"高效休息法"的最终目的。

请务必抱着这样的想法读下去。接下来就让我们开始吧！

久贺谷亮

目　录
CONTENTS

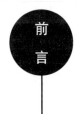

正念时刻

"高效休息法"的故事

结语

从 Doing 到 Being/193

特别附录

美国精神科医生推荐的五日简单休息法

基本观念

—— 先睹为快！——

消除大脑疲劳的七个休息法

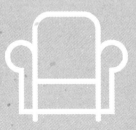

此部分是本书关于"休息法"的摘要。
读完正文小说部分后，若能再看一遍本篇，
效果会进一步提升。

大脑休息法

1. 感觉脑袋昏昏沉沉时
——正念呼吸法

容易疲惫的大脑，无法关注"当下"

注意力涣散、无精打采、焦躁不安等都是大脑疲劳的征兆。其根本原因就在于，意识始终关注着过去和未来，就是不关注"现在"。当这种情况成为习惯时，便很容易造成大脑疲劳。不过，通过"内心练习"便可以塑造出不易疲劳的大脑，如图1所示。

对以下情况有效：

■减轻压力，抑制杂念

■提高注意力和记忆力

■控制情绪

■改善免疫力

细节详见

P.064

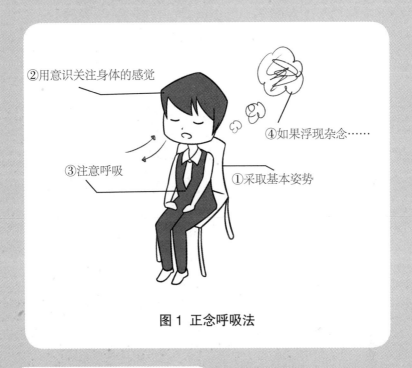

②用意识关注身体的感觉

④如果浮现杂念……

③注意呼吸

①采取基本姿势

图1 正念呼吸法

①采取基本姿势

·坐在椅子上，稍微挺直背部，离开椅背。

·腹部放松，手放在大腿上，双腿不交叉。

·闭上眼睛。如果采用睁着眼睛的方式，则双眼望向前方2米左右的位置。

②用意识关注身体的感觉

·感受与周围环境的接触（脚底与地板、屁股和椅子、手和大腿等）。

・感受身体被地球重力吸引。

③注意呼吸

・注意与呼吸有关的感觉（通过鼻孔的空气/因空气出入而导致胸部与腹部的起伏/呼吸与呼吸之间的停顿/每一次呼吸的深度/吸气与呼气的空气温度差异等）。

・不必深呼吸也不用控制呼吸，感觉就像是"等着"呼吸自然到来。

・为呼吸贴上"1""2"……"10"的标签也很有效果（▷082页）。

④如果浮现杂念……

・一旦发现自己浮现杂念，就将注意力重新放到呼吸上（呼吸是"意识的锚"）。

・产生杂念是很正常的，不必苛责自己。

Point（关键点）：
・5分钟也好，10分钟也好，重要的是每天持续实践。
・要在同一时间、同一地点进行（大脑最喜欢"习惯"）。

2. 心事重重时
——动态冥想

摆脱让大脑疲劳的"自动驾驶状态"

当今时代，几乎每个人都身兼数职。为了完成任务，人们往往同时要做好几件事情。不过，在日常生活中，越是处于"自动驾驶状态"，大脑就越容易出现杂念。这种情况一旦成为习惯，注意力和专注力就会下降。

现在，我们来一起尝试做一下谷歌公司员工研修"SIY"课程时的动态冥想吧，如图2所示。

对以下情况有效：

■改善专注力和注意力

■实现心流状态（Flow State）

细节详见

P.082

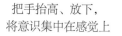

把手抬高、放下，
将意识集中在感觉上

在转动肩膀的同时，
将注意力集中于感觉

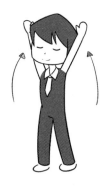
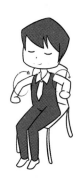

图 2 动态冥想（站姿 / 坐姿）

①步行冥想

·步行速度任意，但建议刚开始时走慢一点。

·有意识地留意手脚肌肉及关节的变化、与地面接触的感觉。

·给自己的动作分类，例如"左/右""上/下"等（这样做能够进一步集中注意力）。

②以站姿进行动态冥想

·站着并将双脚打开至与肩等宽，伸出双臂，在身体两侧缓缓抬高。

·将注意力集中在腕部肌肉的变化、血液下流的感觉上，还要感受重力。

·慢慢将手臂抬高后，再慢慢放下手臂至原位，反复重复几次。

③以坐姿进行动态冥想

·坐在椅子上，从后向前慢慢转动肩膀。

·用心感受肌肉、关节的变化。

·转动一次后，反方向再次转动肩膀，以同样的方式集中注意力。

④其他方法

·有意识地关注日常生活中的动作，例如穿衣服、刷牙等。

·开车时可以关注屁股坐在椅子上的感觉、手握住方向盘的触感、控制方向盘以及刹车时肌肉和关节的变化等（注意安全驾驶）。

·一边做简单的体操，一边关注身体的变化。

Point：

·提前决定好进行动态冥想的时机有助于养成习惯。例如，"今天决定从离开家门开始动态冥想""刷卡进地铁站后开始动态冥想"等。

·吃饭时也可进行动态冥想。如关注食物的口感、食物在口腔内的触感、唾液的变化等(饮食冥想▷073页)。

3. 压力导致身体状态不佳时
——压力呼吸化法

改善脑部结构，改变对压力的感知方式

压力虽然是一种大脑内部现象，但是逐渐积累后会对身体造成巨大的伤害。刚开始可能只是身体疲乏或是肩酸背痛，但逐渐加重后会导致激烈的腹痛、胃肠炎等。为了防止压力产生和恶化，可以尝试采取从大脑（前额叶和杏仁核）开始改善的"压力呼吸化法"，如图 3 所示。

对以下情况有效：

■消除压力

■消除压力造成的紧张感（肩膀僵硬等）

■改善其他身体不适

细节详见
P.105

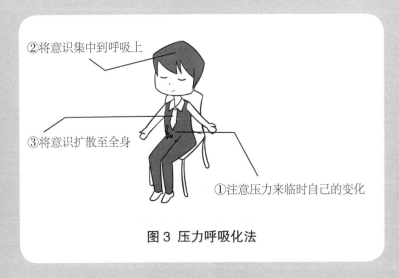

②将意识集中到呼吸上

③将意识扩散至全身

①注意压力来临时自己的变化

图 3 压力呼吸化法

①注意压力来临时自己的变化

·采取正念冥想的基本姿势（▷003 页）。

·将造成压力的原因总结成"一句话"（这样做更易把握身体和内心的反应）。

·在心中默念这句话，同时感受身体和内心有何反应。

②将意识集中到呼吸上

·给呼吸贴上"1""2"……"10"的标签（▷082 页）。

·感受身体的紧绷慢慢舒缓、逐渐放松。

③将意识扩散至全身

·将注意力扩散至全身（设想全身都在"呼吸"）。

·吸入空气时，设想对压力有所反应的身体部位在"吸气"，随着呼吸起伏，有意识地保持该部位的放松。

　　·继续将注意力扩散至周围的空间。

> Point：
> 　　·身体疲劳的主要原因仍是大脑疲劳。
> 　　·将导致压力的原因"呼吸化"后，能够使自己的"认知扭曲"客观化。

大脑休息法

4. 想跳脱思考怪圈时
——"猴子思维"消除法

让反复在脑海中出现的"猴子思维"安静下来

本书将脑海中的过多思虑和杂念比喻成"猴子思维（monkey mind）"。思虑和杂念过多就像猴子在大脑中喧闹一样，会消耗大量能量，导致大脑疲劳、睡眠质量下降。这时，首先要做的就是要改变你对杂念的"认知"。只要给那些反复出现的想法"取个名字"，就能摆脱这种状态，如图4所示。

对以下情况有效：

■抑制某个想法的重复出现

■提高注意力，避免自我厌恶

■改善睡眠品质，容易进入深度睡眠

细节详见
P.122

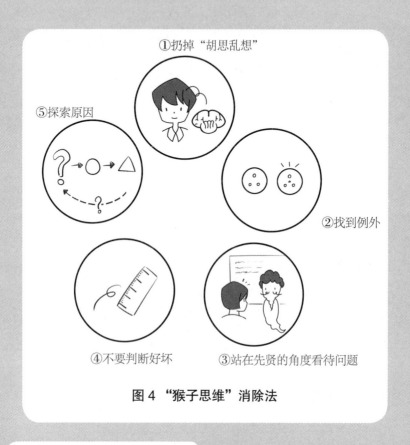

图 4 "猴子思维"消除法

① 扔掉"胡思乱想"

· 给想法贴上标签，留心那些"想了很多遍"的事情。

· 想象把那些已经"受够了"的想法踢出大脑的感觉。

② 找到例外

· 一直出现同样的想法，是不是因为设置了同一个前提？

· 想想一直纠结的这个想法是否有反例。

③站在先贤的角度看待问题

　　·自己尊敬的人或历史上的伟人会怎么处理呢？

　　·他们是否会将"杂念本身"和"心怀杂念的自己"等同视之呢？

④不要判断好坏

　　·你是否用了不属于"当下"的其他标准来评判事物？

　　·要注意"不做道德评判（non-judgmental）"。

⑤探索原因

　　·为什么这个想法会出现这么多次？（是因为愿望没被实现吗？）

　　·从自己的"深层需求（deep needs）"开始重新思考。

> Point：
> 　　·要意识到"杂念＝列车"而"自己＝月台"，这种认知行为疗法的效果显著。
> 　　·思考的重复回环会妨碍睡眠（大脑的净化）。

5. 被愤怒冲动冲昏头脑时
——RAIN 法

创造一个 "不会被杏仁核挟持" 的大脑结构

大脑承受过多压力时，控制本能和情感的杏仁核就开始失控。通常情况下，掌管理性思考功能的额叶可以抑制这种现象，只要持续冥想，你就能创造出实现两者平衡的大脑结构。

如图 5 所示，当发现自己怒不可遏时，就用 RAIN 法的四个步骤来控制这种冲动情绪吧。

对以下情况有效：

■平息怒气

■控制欲望，抑制冲动情绪

■减肥

■戒烟

细节详见
P.136

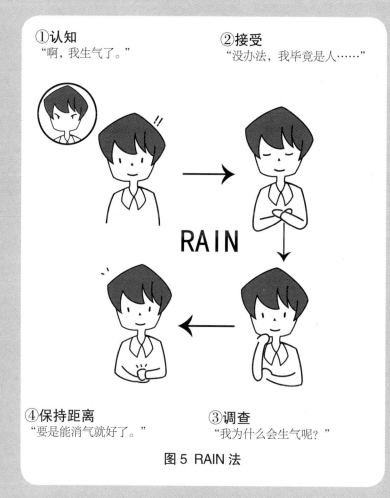

①认知
"啊，我生气了。"

②接受
"没办法，我毕竟是人……"

RAIN

④保持距离
"要是能消气就好了。"

③调查
"我为什么会生气呢？"

图 5 RAIN 法

RAIN 法是以下四个英语单词的首字母缩写。

① Recognize（认知）

· 认识到内心的愤怒。

· 不把愤怒和愤怒的自己画上等号。

② Accept（接受）

· 接受自己愤怒的事实。

· 对这个事实不加以价值评判，容许其存在。

③ Investigate（调查）

· 观察一下愤怒时身体有何变化？

· 心率变化如何？

· 身体的哪个部位感到紧绷？

④ Non-Identification（保持距离）

· 不要过分纠结自己的情绪。

· 甩掉愤怒，把愤怒设想成是他人之事。

Point：

· RAIN 法对于控制愤怒之外的其他冲动情绪（渴望）也很有效。

· 目标性越强的人越不容易放松心情，更容易情绪激动。

6. 看他人不顺眼时
—— 温柔的慈悲心

培养可以消除大脑疲劳的"正面情绪"

每个人都有无论怎么看都不顺眼的人。实际上，人的压力大部分都来自人际关系。遇到看不顺眼的人或事时，与其把精力浪费在厌恶、嫉妒、愤怒这些消极情绪上，不如花些时间多多培养"积极向上的情绪"，如图6所示。这样能够建立不易累积疲劳的大脑状态。

对以下情况有效：

■抑制对他人的负面情绪

■培养正面情绪

细节详见
P.095

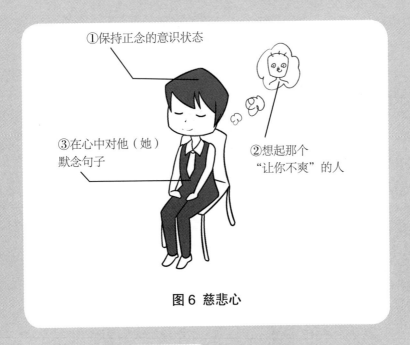

① 保持正念的意识状态

③ 在心中对他（她）默念句子

② 想起那个"让你不爽"的人

图 6 慈悲心

① 保持正念的意识状态

- 将平常的正念冥想持续做 10 分钟（▷ 003 页）。
- 注意力从消极情绪重新集中到"当下"。

② 想起那个"让你不爽"的人

- 内心浮现那个造成你压力的人。
- 关注想起他（她）时的身体感觉和心情变化。

③ 在心中对他（她）默念以下句子

- "希望你能避开各种危险，平平安安"。

- "希望你幸福，安心自在"。
- "希望你身体健康"。

> Point：
> ·加利福尼亚大学洛杉矶分校（UCLA）实践过这种方法。
> ·"慈悲心"可以抑制 DMN 的过度活跃。

7. 身体不适有痛感时
——扫描全身法

从大脑方面消除身体的疲劳与疼痛

大脑的状态会通过自律神经系统和激素反映到身体上。大脑积累太多疲劳后，身体的一部分会开始感到疲劳，严重时局部会感到疼痛。而正念冥想不仅能抑制短时间的疼痛，还能有效建立可应付疼痛的大脑结构，如图 7 所示。

对以下情况有效：

■压力性疼痛

■皮肤病、热潮红

■调节自律神经

细节详见
P.164

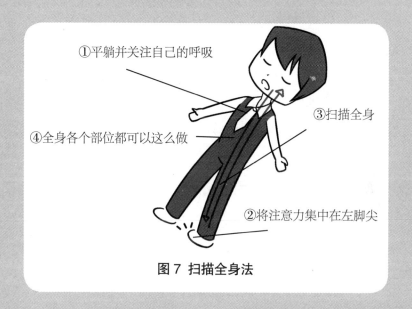

图 7 扫描全身法

①平躺并关注自己的呼吸

- · 如果没有平躺的环境，也可以坐在椅子上进行。
- · 有意识地关注呼吸时腹部的上下起伏变化。

②将注意力集中在左脚尖

- · 脚接触鞋子或袜子的触感如何？
- · 脚趾与脚趾之间的触感如何？

③扫描全身

- · 从左脚尖开始"扫描"全身。
- · 吸气时，设想空气从鼻腔进入，流经全身后进入左脚尖。

·吐气时，设想聚集在左脚尖的空气，经流全身，从鼻腔呼出。

④全身各个部位都可以这么做

·从左脚尖到左大腿的扫描结束后，可以从右脚、左手和右手、头部及腹部等部位开始扫描全身。

·观察有痛感的身体部位（比如痛感的强烈程度），并"扫描"这一部位。

> Point：
> ·对于肩酸和全身乏力效果显著。
> ·也要注意感受"身体的感觉是如何变化的"。

"高效休息法"的故事

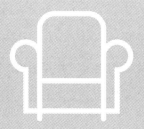

这个故事以美国耶鲁大学为背景，
描述了因大脑疲劳而备受困扰的各位登场人物
逐渐掌握"高效休息法"和"脑科学 × 冥想"的故事。

主要登场人物：

小夏（我／小川夏帆）——主角，耶鲁大学研究员

尤达大师（拉尔夫·格罗夫）——耶鲁大学教授

伯父（小川吉郎）——小夏的伯父，百吉果店的老板

卡洛斯——百吉果店的员工，负责厨房工作

克里斯——百吉果店的员工，负责厨房工作

戴安娜——百吉果店的员工，负责店内服务

友美——百吉果店的员工，负责店内服务

布拉德——百吉果店的员工，耶鲁大学研究员

序　言

纽黑文的隐士

　　我再次来到耶鲁大学精神医学系。顺着通往地下室的狭窄楼梯往下走，发现研究室的门开着。进门后，我与研究室的人四目相对。

　　"哦，小夏！"拉尔夫·格罗夫教授看到我后有些惊讶地说。

　　拉尔夫·格罗夫教授是这间研究室的负责人，他从 20 世纪后半叶起便发表了很多革新脑科学研究的论著。我的名字叫小川夏帆，不过他总是叫我"小夏"，也许是因为我的名字对于美国人来说不太好发音吧。

　　"太棒啦！真没想到还能再见到你。"惊讶之后，他有些欣喜地说。

　　"太棒啦"是他的口头禅。这位老先生有着矮小的身型，爱穿皱巴巴的白大褂，还有一头乱糟糟、朝着四面八方散着的白发，还会穿着廉价拖鞋并搭配一双起满毛球的袜子……他的形象一如既往，毫无清洁感可言。

有一个方法可以让不认识他的人百分之百立即认出他，那就是——他和《星球大战》的尤达大师长得几乎一模一样。每一位见过他本人的人，都对他们的相似度感到十分惊讶。

尤达大师（我在心里都这么叫他）关切地问我："哈哈哈，好久不见了。研究做得还顺利吗？"他布满皱纹的脸像一块被拧干的海绵一样，大声笑着，高亢的笑声让人觉得有些刺耳。看来他很高兴能再见到我。

而我，从走进这间研究室开始，就不知该摆出什么样的表情。

"老……老师，那时……真是对不起！"我突然低头道歉，心中充满了自我厌恶感。

"好了好了，快坐吧。先喝杯茶怎么样？"尤达大师仿佛完全不在意我刚刚的道歉，自顾自地开始往陶瓷茶杯里倒茶。

我听他的话往椅子上一坐，顿时，旁边堆积如山的科学期刊散了一地。看来这间研究室和他的外形一样，都乱糟糟的。

"哈哈哈。"尤达大师一边笑着一边用手挠着他乱蓬蓬的脑袋，露出了白大褂腋下的棕色汗渍。我在心里暗想：这到底是有多久没洗了？

不过，不幸的是，我对此已经习以为常了。

这时，倒完茶的尤达大师问我："小夏，你看起来好像很累的样子。长得这么漂亮，一脸疲容太可惜了。不过当今时代的年轻人，大概没有不累的吧，哈哈。"

事实正如尤达大师所言。我现在正面临着好几个难题，但其中最严重的问题就是"疲劳"。为了解决问题，我耗尽了所有心神和体力，身心俱乏，不知该如何摆脱这种状态。

然而，不知为何我却来到了这里，出现在眼前的是这位奇怪的老先生和他的地下研究室。说实话，我从未想过我会再次回到这里。

我喝了一口尤达大师为我沏的绿茶，一直以来刻意忽视的疲惫感突然一口气涌出，我吞吞吐吐地说：

"老师，其实我……"

——这就是我如何学习"高效休息法"的故事。

— 0 —

尖端脑科学关注的
"大脑休息法"

用最先进的脑科学来治愈内心

我的名字叫小川夏帆，今年 29 岁，立志成为研究脑科学的学者。在日本的研究所完成博士课程后，我获得了美国耶鲁大学的研究职位，也就是所谓的博士后研究员。

不是我自夸，我在日本时可谓是前途无量。比如说，我击败众多对手，在好几个国外顶尖学术期刊上成功发表了论文；别人花 5 小时就觉得满意的成果，我可以花 10 小时做更深入、彻底的研究。而且，我有一位曾立志成为宝塚歌剧团*成员的妈妈，所以我长得也不差，追求我的男性自然也不在少数。

当时自以为德才兼备的我，意气风发地漂洋过海来到了耶鲁，争取早些成为优秀的一流学者。

---

*宝塚歌剧团(Takarazuka Revue Company)是 1914 年(大正三年)由日本阪急企业创始人小林一三创立的大型歌舞剧团，本部位于兵库县宝冢市的宝塚大剧场，团员全部为未婚的女性。

众所周知，哈佛大学、普林斯顿大学、哥伦比亚大学、宾夕法尼亚大学、康奈尔大学、达特茅斯学院、布朗大学和耶鲁大学这八所美国最负盛名的私立大学被称为"常春藤联盟（Ivy League）"。加上麻省理工学院和斯坦福大学，被称为美国十大难考名校。而在这些精英辈出的名校中，耶鲁大学以培养出好几位美国总统而闻名遐迩。

不仅如此，耶鲁大学的精神医学系每年都能在"US NEWS & World Report"期刊＊中获得世界排名前五的超高评价[1]。也就是说，这里有全世界先进的精神治疗研究。而我的志向正是"运用先进的脑科学解决人们内心的烦恼"，因此我选择了耶鲁大学医学院的精神医学系。

耶鲁大学位于美国东北部康涅狄格州的纽黑文市，来到这个小镇的我对即将来临的研究生活非常期待。这所大学创立于1701 年，历史悠久，坐落在小镇中心，由一系列砖造建筑构成。

精神医学系所在的那栋建筑物中有许多世界知名学者的研究室。比如基因研究室、临床试验研究室、尖端脑科学研究室、流行病学研究室、医学成像研究室……一想到自己将要在这些世界顶级的研究室中做研究，我就兴奋不已。

＊《美国新闻与世界报道》是一本与《时代》和《新闻周刊》齐名的新闻杂志，以每年对美国大学的调查报告而广为人知。

而且，当我得知自己被分配到拉尔夫·格罗夫教授的研究室时，兴奋之情更是难以言表。要知道，凡是立志研究最先进脑科学的人，应该没有人不知道拉尔夫·格罗夫教授的大名。毕竟他发表的研究成果可谓是数不胜数。

然而，这种期待在一小时后就变成了彻底的失望，当然不只是因为教授那尤达大师般的外表带来的形象落差。

几乎所有同事都在说：

"拉尔夫·格罗夫和以前不一样了。"

"偏偏就是那个研究室……真可怜。"

不知为何，从某个时间点开始，他的学者声望一落千丈。自从他的研究室搬到了终日不见天日的地下后，更是谁也不愿去。而对我来说，最让我倍受打击的是，拉尔夫·格罗夫教授不再像以前那样继续进行尖端脑科学的研究了。

"塑造大脑的时代"来了

我去尤达大师的研究室报到时，听闻我来自日本京都，他便兴奋地说："天哪，原来你是土生土长的京都人啊？太棒了！我去过好几次京都，真是个好地方。来来来，喝杯茶吧。"

看来尤达大师是个对日本非常感兴趣的"哈日族"，面对我这个久违的新人，他的接待热情可以说是非同一般。

但是，我实在无法忍受把自己宝贵的研究生涯浪费在这种怪人手里。因此，被分配过去不到两星期，我就跑去找医学院的院长谈判，坚持要"立刻更换研究室"。院长被我吓得表情呆滞，但最终还是被我说服，把我分配到了我心心念念的尖端脑科学研究室。

狠心抛弃尤达大师所获得的研究环境正是我梦寐以求的：周围的同事做着听起来就让人起鸡皮疙瘩的尖端脑科学研究，在精神治疗方面的研究成果也取得了惊人的进展。

比如说，大家都知道，造成抑郁和失眠等症状的原因是大脑内部组织出了问题，为了解决这个问题，现代医学已经开始对大脑这个器官进行直接治疗。

其中一个治疗方法是，利用"磁力"来改变大脑局部活动的 rTMS（Repetitive Transcranial Magnetic Stimulation，重复性经颅磁刺激）疗法。这种方法可以提高左背外侧前额叶皮质部位的活动，从而治疗抑郁症。

在这个时代，我们已经不再只给患者那些甩不掉副作用的药物了。我们有很多种方法正逐渐取代传统的药物疗法。例如，现在可以用 fMRI（Functional Magnetic Resonance Imaging，功能性磁共振成像）或 QEEG（Quantitative Electroencephalography，定量脑电图）等影像检查方式来筛选治疗目标，并分别针对患者的情况提供最合适的治疗方法。甚至还有一种名为深位经颅磁刺激（Deep TMS）的治疗方法，能够到达大脑深处，有希望治疗强迫症、PTSD（Post-Traumatic Stress Disorder，创伤后应激障碍）、药物成瘾等超过十种的病症。

在美国，这类尖端研究已经获得国家级别的支持。2013 年开始的 BRAIN 计划（The Brain Research through Advancing Innovative Neurotechnologies，利用创新神经技术进行大脑研究）就是一个由白宫主导、试图彻底剖析出大脑内部构造的研究项目。

另外，针对大脑内部物质和受体起作用的治疗药物的开发也有着令人惊艳的进展。例如，氯胺酮（Ketamine）、东莨菪碱（Scopolamine）、一氧化二氮（Nitrous Oxide）等，都有望成为加速治疗抑郁症的药物。不过这些药品之前并不是为了治疗抑郁症而开发的，它们对于治疗抑郁症的作用是在用脑科学原理解析抗抑郁剂时被发现的。除此之外，通过使用名为核磁共振波谱分析（MRS, Magnetic Resonance Spectroscopy）的成像技术，还可以测量 GABA* 和谷氨酸等脑内物质。

另外，这类尖端研究与人工智能（AI）领域的研究也有很

---

*GABA 是存在于大脑皮质中的主要神经传导物质之一，为氨基酸的一种。能抑制脑部神经活动，带来放松和冷静的效果。

大的重合部分。谷歌公司旗下一家名为 DeepMind 的公司曾发布新闻称，他们开发出了一款会玩太空侵略者（Space Invaders）的人工智能。目前，作为这项技术的延伸，他们也在持续研究用外接电脑捕捉人类记忆的技术。随着高龄化而不断增长的阿尔茨海默病等病症或许在未来能够通过科技来解决。

可以说，塑造大脑的时代已经到来。

我被重新分配到的尖端脑科学研究室就是预先接触未来最先进知识的宝库。一直处于充电状态的我仿佛溃堤般将能量全都释放出来，不分昼夜，夜以继日地待在研究室里做研究。

注意力涣散、愤怒、无精打采……大脑疲劳那些事

"所以，你为什么要重新回到我这个老学究的研究室呢？"尤达大师仿佛看穿了我的痛苦回忆，如此问道。

"因为……"我依旧吞吞吐吐，不知如何作答。

简而言之，是因为我"输了"。在来自世界各地的一流年轻研究人员之中，我没能做出成果。

尖端脑科学研究室的竞争过于激烈，甚至到了让人神经衰弱的地步。

某天，当我得知自己历尽千辛万苦才提出的研究经费申请

没通过审核时，我没能控制住情绪，在研究室里恐慌症发作。我控制不住地流泪、啜泣、持续过度换气……挣扎了一会儿后，我最终还是逃离了研究室。

从那时起，一直紧绷着的情绪就像断了线的风筝一样。我不再去研究室，一直宅在家里，食不下咽，形同废人。甚至觉得，就这么毫无成就地回日本算了……

这个想法出现过很多次，但是我有绝对不能回去的理由。如果我回日本了，父亲一定会摆出一副"看吧，我早就知道你会回来"的样子。因此，我绝不能回去。

后来，我意识到自己不能再这样颓废下去，焦急的心情使我使出最后的手段，那就是去拜托同样住在康涅狄格州的伯父，我听说他在纽黑文市西边做生意。

我还记得来美国前，妈妈偷偷告诉了我伯父的电子邮箱，并悄悄对我说："如果真碰上麻烦了，就去找你伯父。"

虽然自儿时起，我与伯父已经二十多年没见面了，但是我们毕竟有血缘关系，如果他乖巧的侄女开口对他有所请求的话，相信他一定会答应的。就这样期盼着，我便把我在耶鲁大学的研究遇到困难、希望能帮伯父做生意等事情毫无隐瞒地写下来，给他发了一封长长的邮件。

所幸，我很快便收到了伯父的回信，但他只在回信中简短写道："我明白了。我的店在这里。"点开他附上的链接后，发现他的店是一家叫"当下"的百吉果面包店。

自从 19 世纪后半叶东欧犹太人把百吉果带向美国后，这种食物便在纽约和其周边的新英格兰地区流行起来。不过，看着这好多年都没更新的过时网站，我突然有一种不祥的预感。不管怎样，我决定先去伯父的店里看一眼。

~~~

纽黑文的中心地区有一种新英格兰特有的历史氛围。伯父的"当下百吉果店"就在红墙砖建筑物并列的街头一角。光是看那破旧的外观大概就能猜到这家店的情况不太乐观，进入店内一看，果然不出我所料：这家店给人的感觉是快要倒闭了……

尽管我是个只会做研究、不谙世事的人，但看到店内的情况多多少少也能明白。

店里只有几位店员，没看到伯父。无可奈何之下，我只好先点了百吉果三明治和咖啡。没想到店员的态度十分冷淡，桌子和地板也脏到不可思议。等了很久才等到的百吉果实在不能说好吃，咖啡也凉透了。用一句话评价这家店：真是烂透了。

"看，我的店很糟糕吧。情况就是这样，所以你也帮不了什么忙。"

突然听到有人说日语，我吓了一跳。回头一看，站着的是一位中年日本男性，那和父亲相似的容貌让我立即反应过来，他就是我父亲的哥哥、我的伯父小川吉郎。虽然我几乎记不清他了，但记忆中的伯父应该比这更温柔才对。毕竟隔了二十多年没见，先对我说一句"你长大了呢"之类的寒暄话不是更好吗？

没等我反应过来，伯父接着说："我作为老板都觉得这家店不行了，所以你也不用怀疑些什么。几乎没有盈利，哪有钱给你发工资啊。夏美（我的妈妈）给我发邮件说让你还是回日本吧，好像那家伙的身体也不太好。"

"那家伙"指的是我父亲。很久以前，我和父亲的关系就水火不容。父亲是京都一家禅寺的住持，我从小就被他要求打坐，被迫接受严格的修行。终于，青春期来临时，我的反抗心彻底爆发了。那时的我对父亲大吼着说："打坐、修行……这种毫无科学依据的东西根本拯救不了人类的内心！"

对父亲的反抗更加促使我进一步追求用科学治愈人类内心的途径，也就是追求"脑科学"。在我决定去耶鲁大学留学后，父亲被查出患了癌症。就在他已经住院对抗病魔时，还一直强烈反对我去美国留学。

"放弃吧，你办不到的。"父亲这样说道。

"你为什么就是不了解我呢？"我又大吼着回答。

长年累积下来的对父亲的不满终于爆发，我和父亲不告而别，只身来到美国。

即使是现在，一想起父亲我还是愤怒不已，而且非常不甘心。正因如此，如果不是以学者的身份获得了压倒性的学术成果，我绝不回国，也回不了国。我下定决心这么做。

我哀求伯父让我在他的店里工作。不知哪儿来的自信和判断，我竟然跟伯父说我能让这家店起死回生。伯父和我一样都是很固执的人，但他没想到我在店里纠缠了他一个多小时。终于，他一脸不耐烦地屈服了，对我说："随便你吧。这家店……早就没救了。"

"当下百吉果店"的店员加上伯父一共6个人，在我看来，每一位店员身上都或多或少有些问题：有人容易得意忘形而且缺乏注意力，有人稍微被批评几句后就过度反抗，有人态度傲慢喜欢责备他人，有人太过被动缺乏主动性，有人意志消沉无精打采……他们的共通点是缺乏野心，感觉总是被人推着往前走，工作毫无积极性。

"这是我的侄女小夏，她目前在耶鲁大学研究脑科学。从今天开始，我让她在店里帮忙。"伯父十分随意地向大家介绍我。

第二天，我便开始在店里忙来忙去，毫不客气地指出员工的各项错误。当然，作为服务员，我自己也会主动招呼客人，想好好给他们做个示范。回到家之后我还牺牲睡眠时间认真学习经营之道，然后立即在店里实践。

但是，无论我多么热心投入，员工们还是不为所动，脸上厌倦的表情比之前更明显，甚至变得比之前更懒惰。而我自己也累积了大量的疲惫和焦虑，终于，在一周之后的某一天，我忍不住在客人面前对其中一名员工发了火。

没想到第二天，全体员工居然以罢工抗议我的行为。他们似乎跟伯父说，如果伯父不解雇我，他们就不来上班。

"就是这么回事，夏帆。抱歉，我也帮不了你，你还是别再干下去了，这是这个星期的工资。"伯父冷淡地对我说完这些话后便离开了。

看来伯父这是对我下逐客令了。听完他的话，我当场瘫坐在地、精疲力竭，处于崩溃的边缘。要知道，来美国的这几个月我几乎没休息过。不对，就是在日本的时候，我也没好好休息过。

因为我的脑海中总是不断有新的想法出现，所以即使想好好休息也休息不了。

世界顶尖企业引进的"高效休息法"

"所以，你回过神后才发现已经到了我的研究室是吗？"尤达大师用他满是皱纹的笑脸望着我说道。

虽然很丢脸，不过确实如他所说。我能投靠的地方只有这个耶鲁的研究室了。仔细想想，自从我来到美国后，张开双臂欢迎我的好像只有尤达大师一人。

他看着我继续说："那么，小夏，你觉得我这个老头能帮上什么忙呢？就像你看到的，我不过是个在纽黑文的一个小角落里沉迷研究正念这个古怪东西的老学究呀。"

其实，这正是我出现在他研究室的理由。我知道不再研究尖端脑科学的尤达大师目前正埋首于"正念"的研究，我记得之前看到过他在研究室里练习冥想。

不过，这也是当时我实在忍受不下去的原因。尤达大师冥想的样子让我想起了小时候被父亲逼着打坐的自己，而我就是想逃离缺乏科学性的佛教世界，才决心投身研究脑科学而来到耶鲁的。为什么到了这里还要被那讨人厌的修行折磨呢？当时的我对此充满了反感。

然而事到如今，我已走投无路，顾不了这么多。更何况，正念在美国正掀起一股热潮，听说医院、学校，以及很多企业都积极引进正念，即使我再没兴趣也有所耳闻。

谷歌、苹果、思科、脸书等世界顶尖企业一个接一个地引进正念，并且很多世界一流的企业家、管理人员也都是正念的实践者。众所周知，史蒂芬·乔布斯就一直致力于冥想。

除此之外，Salesforce.com的马克·贝尼奥夫、LinkedIn的杰夫·韦纳、Whole Foods的约翰·麦基、Twitter创始人埃文·威廉斯、医疗保险行业巨头安泰的首席执行官马克·贝尔托里尼等也在实践冥想。

其中，全面引进正念的安泰公司成功将员工的压力降到了之前的三分之一，大大提高了工作效率。虽然不能全部下定论说是正念的好处，但引进正念后，员工的医疗费用大幅度降低，而且每人每年的生产力提高了3 000美元[2]。

面对尤达大师的疑问，我有些犹豫地说："我在想，也许正念能帮一下我伯父和那些毫无斗志的员工，还……还是说没用？"

尤达大师挠着他那颗头发乱蓬蓬的脑袋，对我的回答低头不语。唉，果然是我想得太美好了，毕竟是我先任性地抛弃了这间研究室，现在遇到困难了又跑回来找人家帮忙。如果我是尤达大师，也绝对不会对这样的人伸出援手。

"可以的。"尤达大师喃喃说道，"你伯父的百吉果店一定可以改善的。"

我下意识望向他，发现他的眼神里焕发出灿烂的光辉，让人想不到这就是那个邋里邋遢的老人。

他直视我说道："不如说，在那种糟糕的职场环境下才能充分发挥出正念的效果。为什么这么说呢？因为正念就是最棒的休息方法啊！"

"啊？那这么说，您是愿意帮我让百吉果店起死回生吗？"我忍不住高声问道。

"是的，不过你要答应我一个条件。"尤达大师迅速回答道。

"条……条件？"我疑惑地问道。

"对，条件很简单。小夏，我希望你自己也能亲身实践我教给你的休息方法。知道为什么吗？因为现在的你急需好好休息。你一脸好几年没休息过的样子，枉费你生得那么漂亮。我们就这样约定好了哈。"尤达大师满脸笑容地对我说。

我虽然有些不明所以，但还是点了点头。

"太棒了！"尤达大师又脱口而出这句口头禅，再次露出了犹如被拧干的海绵般的微笑。

就这样，我们的"高效休息法课程"就此展开。

— 1 —

如何用科学方法塑造"不易疲惫"的内心？
在脑科学和冥想之间

全世界翘首以盼的"大脑治愈技术"

"首先我想问一下，小夏，你对正念了解多少？"这位纽黑文的隐士——尤达大师，也就是拉尔夫·格罗夫教授直勾勾地盯着我问道。当然，对于正念我多多少少也知道一些。

据说，正念起源于原始佛教。19世纪维多利亚时期，英国人访问斯里兰卡时接触到了这个概念，随后将此传播到西方国家。可以说，正念是西方人将东方的思想和冥想改编成符合他们习惯的产物。因此正念早就摒弃了原有的宗教性质，相对而言更注重实用性。

我一边嘟囔着自己对正念的有限认识，一边用手机搜索"Mindfulness（正念）"这个单词。说实话，虽然我知道很多表面上的浅薄知识，但并不了解其本质概念。搜索后发现谷歌公司对正念的定义是：

"不做任何评价和判断，主动地将注意力集中在当下的经验上。"

我在心里抱怨道：光看这定义能了解什么啊？这么不科学的东西怎么会在美国流行起来？真是搞不懂。果然，我对打坐还是很反感。这种无法用数据和逻辑说明的模糊领域和渴望救赎的想法让我感到厌恶。

"嗯，没关系。这样就够了。"尤达大师平静地说，"定义有好几种，但都大同小异，没有哪一种定义能称得上是最好的。如果要我用一句话来解释的话，我会说它就是一种休息方法。正念，其实就是让大脑和内心获得休息的一种方法。

"这么解释的话，你就不难理解为何它能在美国引发新的流行。毕竟美国人从小就被赋予了必须成功的使命，只要活着就必须不停地鞭策自己。也就是说，美国文化把无所事事视为一种罪过，只要活着，就必须一直和通往成功之路遇到的压力奋战。竞争是必然的，为了成功，必须战胜压力不可。

"但是，如此拼命也差不多到了极限。美国人很清楚如何能快速完成工作，怎样有效率地赚钱，却从没想过如何让自己停下来，就像一台只有油门、没有刹车的汽车。

"就在这时，很久之前就从东方引进的正念重新引起了大家的注意。不知道该怎么休息的美国人突然意识到'这就是他们需要的'，于是一窝蜂地开始研究，发展到了现在这个状态。"

累的不是身体，而是大脑

尤达大师说的似乎很有道理。一旦加上"正念 = 休息法"这条辅助线，就能轻易理解它引发全球流行风潮的原因。

同时，我也不得不承认，它对日本人和现在的我来说十分有必要。从"疲惫"这点来看，日本人应该不输美国人。

尤达大师接着说："所以我才说，正念能挽救你伯父的'当下百吉果店'。小夏，你之前说店员们缺乏野心，这恐怕不是身体疲劳造成的，毕竟都没什么客人，平常都闲得不得了，不是吗？包括你伯父在内，他们的问题应该是大脑太疲劳了。身体会累是因为工作忙碌，大脑疲劳肯定还有其他理由。这是无论怎么休假都无法解决的问题。

"像这种整个企业结构都陷入疲劳的例子不只在美国出现，日本应该也有这种情况。企业结构本身是会'累'的，知道这点的优秀企业管理人往往会早早引进正念。

"有些人可能取得了很大的成功，既有钱，也有知识，社会地位也高，但是这些都换不回他们内心的休息。即使坐私人飞机来一场豪华旅行、花费数千美元做 SPA，他们也会觉得内心有什么东西没有得到治愈。想必这些人也意识到了这一点。如果他们的内心始终无法好好休息，那再怎么度假和娱乐都毫无意义。"

冥想的"科学根据"正有所进展

"如何？你能稍微理解精英们为何要实践这种休息法了吗？"尤达大师一口气说了这么多，然后喝了一口手中的绿茶。

"嗯……但是，这种东西真的有效吗？老实说，我只觉得这是有闲有钱的人用来消磨时间的玩意儿。"这还是我经过深思熟虑后才说出口的含蓄说法，别说是半信半疑了，我根本无法试图让自己去相信。

听完我的回答，尤达大师笑着说："哈哈哈哈！我刚刚不是说了吗，正念是最好的休息方法呀。我之所以敢这么斩钉截铁地说，是因为这已不再只是东方式冥想的老调重弹，它实际上已经进化成了有科学理论依据的东西。你可能没有在意这方面的消息，但很多世界一流的学术期刊都刊载了不少与正念有关的研究论文哟。"

虽然不是对此一无所知，但是我的确没有认真读过这方面的研究论文。

尤达大师接着解释说：

"不是有一种典型的心理疲劳叫职场过劳倦怠症（Burnout）

吗？指一直埋头做一件事情的人在身心极度疲劳后会变得像焰火燃烧殆尽一样失去动力，变得无法适应社会。目前已知正念对这种情况有相当大的改善效果。

例如，2009 年时，纽约一位名叫迈克尔·克拉斯纳（Michael Krasner）的医生曾发表一篇报告，报告指出，他发现 70 名医生在实践正念后，职场过劳倦怠症导致的情绪疲劳症状改善了25%。并且，他们的正念熟练度也提高了 20%。由于能在他们情绪疲劳方面的改善与正念冥想的熟练度之间观察到统计数据上的显著相关性，因此可推测很可能是正念缓解了疲劳。"

我为自己的学识不足感到羞愧。这篇论文可是发表在美国临床医学领域最顶尖的学术期刊上，而且还是 2009 年就有学者公布这样的研究成果，而我竟然浑然不知。

看着我一脸懵懂的样子，尤达大师继续解释说："听好了，正念可不只是冥想爱好者们的娱乐而已，它目前已经成为一种在尖端脑科学领域和精神医学领域都非常受重视的科学休息法。在这之前，科学的休息方法有被如此认真地研究过吗？应该没有吧。从这点来看，可以说正念是现阶段最具有科学理论支持并且最好的休息方法。"

人无论如何就是会累——DMN 这个浪费家

"我想，立志研究脑科学的你可能更偏好以下这种论点。正念在你感兴趣的脑科学疗法的研究上也有相当大的进展，所谓的'东方神秘之物'早已是过去式。我来介绍几个有趣的东西给你参考一下吧。"这么说着，尤达大师用他挠过头的手指迅速打开平板电脑，用不同于往日的极快速度挑出一个又一个文档，真不知道他的大脑里到底装了多少论文列表。

他一边翻着文档，一边对我说："首先可以肯定的是，正念能为大脑带来积极的变化。我们耶鲁大学的贾德森·布鲁尔（Judson Brewer）在 2011 年发表了一篇论文。他以有十年冥想经验的人为对象，测量他们在正念冥想时的脑部活动状况。你看，就像这里所写的，每次正念冥想时，内侧前额叶皮质和后扣带皮层的活动程度都比较低。简单来说就是这样[2]。"

尤达大师只是简要解释了一下。想必他也觉得，讲得太详细对身为专业研究人员的我来说似乎有些不太尊重。关于内侧前额叶皮质和后扣带皮层的知识我来做个补充：研究可知，大脑中的内侧前额叶皮质和后扣带皮层这些部位除了能管理记忆和情感之外，同时也负责管理预设模式网络（DMN）。

所谓的 DMN，是指由内侧前额叶皮质、后扣带皮层、楔前叶、顶叶顶下叶等构成的大脑网络，它会在大脑未执行有意识活动时自动进行基本操作。换言之，就是大脑的"低速空转"状态。再说得通俗点，大脑是一种静不下来、总是动个不停的器官。

回想起来确实如此。平时我就算再怎么发呆，脑海中也会不断浮现各种杂念，它们反复出现又消失。

就像刚刚解释的那样，DMN 是一个"在人类心神不宁时仍不停运转的大脑回路"。而且令人惊讶的是，一天当中大脑竟然有一半以上的时间都花在心神不宁上[3]。也许可以把这理解成是没有打开心扉、一直关注内在的状态。实际上，DMN 中的后扣带皮层被认为与自我本位的"自我执念"有关。

尤达大师接着说："重点是，据说 DMN 的能量消耗占大脑整体能量消耗的 60% ～ 80%。也就是说，DMN 正是大脑最大的能量浪费者，应该就是它一直消耗能量才导致人类大脑疲劳。更无奈的是，当人有意识地去做某件事时，只需要在原来的能量消耗基础上追加 5%，这更加凸显了 DMN 这个大胃王有多可怕[4]。

"如果想让大脑休息，就必须避免过度使用 DMN 这个能量浪费者。而掌握正念冥想，就能够抑制 DMN 的关键部位——内侧前额叶皮质和后扣带皮层的活动，也就是说，冥想可以避免杂念对大脑能量的消耗。

"大脑'低速空转'时浮现的杂念正是导致大脑疲劳的主

要原因之一，而抑制杂念从而让大脑休息就是正念冥想的基本原理。"（见图 1-1）

听完尤达大师的解释，我有些疑惑地问道："原来如此。也就是说，即使在发呆，大脑也还是一直活动个不停，所以根本就没休息是吗？"

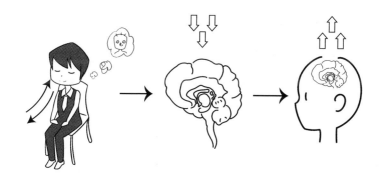

①进行正念冥想　　②负责 DMN 的大脑　③大脑的能量消耗减
　　　　　　　　　　部位的活动量降低　　少，大脑获得休息

图 1-1　正念冥想让大脑休息的基本原理

对于我的疑问，尤达大师回答说："没错。TMS 经颅磁刺激治疗之所以对抑郁症等疾病有效果，理由之一就是它的治疗机制能直接作用于 DMN。我有一个学生在洛杉矶开了一家诊所，他是个充满好奇心的日本人。他的诊所在对 10 名左右的患者进行了 TMS 磁刺激治疗后，发现这种方法在倦怠感的改善方面具有统计数据上的意义[6]。可以说，这也算是支持 DMN 与大脑疲劳之间关联性的一组数据。

"还有，患有抑郁症的人经常会反复出现'当时要是这么做就好了'之类的消极情绪，也就是所谓的反刍思考（rumination）。这种思考和大脑疲劳直接相关，同时被指出也和 DMN 的过度使用有关[7]。"

"意思就是说，越是想不开、越容易烦恼的人，就越浪费大脑能量，对吧？"被尤达大师的气场折服，我半天才回应这句话。

"是的，就是这样。另外，史贝鲁杜蒂在 2012 年发表的'整合分析'也很值得参考哦。"尤达大师说着，又意犹未尽地开始分析下一篇论文。

所谓的整合分析（Meta-Analysis），是通过整合其他多项研究成果并加以分析的方式，来弥补研究方法的差异和病例数的不足，从而获得高可信度结果的一种方法。

通过尤达大师的解释后得知，这项研究确认了冥想时大脑的活动变化。研究发现，冥想时活动状况有变化的大脑部位包括尾状核（和排除多余讯息并集中注意力有关）、内嗅区（和停止心神不宁有关）、内侧前额叶皮质（和自我认知及控制有关）等。看来冥想果然具有整理大脑和内心的效果[8]。

不会累的大脑要自己来塑造

　　"目前为止,我解释的内容里都还没什么值得惊讶的部分。毕竟'冥想能让人平静下来'这件事即使不用科学证明,大多数人也都能想象得到。但正念的有趣之处不止于此。简单来说,正念不仅会改变大脑一时的活动状况,还能改变大脑本身的结构。"尤达大师嘴角浮现一丝微笑,静静地说。

　　看来即将进入核心内容,我更加认真地听了起来。

　　尤达大师看着我认真的样子,继续解释说:"你听说过被称作正念之父的乔·卡巴金(Jon Kabat-Zinn)吗?马萨诸塞大学的卡巴金就是将冥想融入传统的认知疗法,创造出独特的正念减压法(MBSR,Mindfulness-Based Stress Reduction)的人。

　　"他的团队在 2005 年、2010 年做的研究显示,MBSR 疗法连续实践 8 周后,大脑皮层(大脑表层最进化的部分)的厚度增加了[9],也就是说,大脑机能得到了提升。此外,还有报告指出,该疗法对于因老化造成的大脑萎缩也有效[10]。另有一项研究发现 MBSR 疗法实施后,左海马、后扣带皮层和小脑的灰质密度有所增加,尤其是与记忆有关的大脑部位得到了强化[11]。

　　"不仅是大脑容量有所变化,就像布鲁尔所说的,正念也能让大脑各部位的联结产生变化。研究发现,有经验的冥想者,其后扣带皮层和上前扣带皮层、背外侧前额叶皮质的联结会更紧密。也就是说，通过冥想，我们便能够控制DMN的活动。若是如此，那么任何人都有可能创造出不会心神不定的内心、不易疲劳的大脑了。"

大脑不断地发生变化，即所谓的大脑可塑性，这个概念早就不是什么秘密。如果今后相关研究进展顺利，想必正念会成为人类自由改变自己大脑的有效方法。

我喃喃说道："一时之间真让人难以相信，不过若是真的，那真的是非常了不起的成果。"

尤达大师回复说："嗯，对啊。美国国家卫生研究院（NIH，USA National Institutes of Health）的资料库统计显示，与正念有关的论文数量在过去15年之内增加了100倍以上。但必须注意的是，初期报告一般会受到一定程度的批判。这是因为，为达成有效判断而做的研究设计及对照组的决定方式，不可避免会有些缺陷，所以导致部分研究的质量受到质疑。

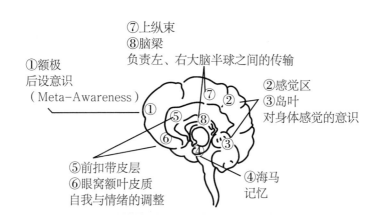

图 1-2 冥想可以改变"八个大脑部位"的构造

"不过，近期已有学者开始针对十年间共二十一项的研究做整合分析，并发表了研究成果。根据该研究成果可知，正念通常会在八个区域对大脑结构造成影响，包括额极（后设意识）、感觉区和岛叶（对身体感觉的意识）、海马（记忆）、前扣带皮层、眼窝额叶皮质（自我与情绪的调整）、上纵束与脑梁（负责左、右大脑半球之间的传输）等，并且在这些部位都观察到了显著的结构变化（容量、密度等）[12]。"

提高注意力，拥有自制力

根据尤达大师的解释可以得知，正念不仅会改变大脑的"运作状况"，还会改变大脑的构造。也就是说，它不仅仅能消除大脑疲劳，还能够进一步预防疲劳。在某项研究中，甚至发现它能够抑制所谓的压力激素——皮质醇的生成。我们很有可能借由正念创造出一个具有高度抗压性的大脑。

尤达大师还说："布鲁尔还采用了神经反馈（Neuro Feedback）法，这说明自己来整理、培养大脑的时代即将到来。"

这到底是什么意思呢？

所谓的神经反馈，就是将大脑活动实时回馈给受测者本身的方法。也就是说，可以将冥想造成的后扣带皮层等活动量下降的状态可视化给受测者（冥想者）本人看。只要重复这样的过程，受测者应该就能够训练自己的大脑，将大脑保持在理想状态。

说到这儿，尤达大师有些得意，笑着对我说："哈哈哈，怎么样，很惊人吧？据说以下这些是正念带来的其他效果哦[13]。"

· 提高注意力——能够持续关注同一事物。

· 提高情绪调节能力——对压力情绪等不再产生刺激性反应。

· 改变自我认知——减少执念，增加自制力。

· 改变免疫力——对病毒感染等产生免疫力，不易感冒。

按照尤达大师所说，虽然目前来看研究质量尚待改进，不过毋庸置疑的是，正念研究的范围或许比我们想象的还要广泛。而且这些研究与尖端科学研究室的研究相比也毫不逊色。

我在内心默默感慨：搞不好这真的是"高效休息法"。不得不承认，我在内心深处开始认同正念了。

之后，尤达大师的讲解如滔滔江水般完全停不下来，仿佛要把至今为止累积在地下研究室的能量爆发出来似的，他把大量研究成果和他自己的假设毫无保留地全告诉了我。

抬头看一下时钟，发现已经是晚上十点。也就是说，尤达大师给我开的这节个人课程已经上了将近八个小时。不过，我从中午开始就没吃饭，再加上昨晚睡眠不足，脑袋渐渐变得昏昏沉沉。

尤达大师仿佛看透了我的心思，对我说道："哎呀，今天就到此为止吧。"这位老先生看似对研究以外的事情毫不关心，但周围的变化他其实都看在眼里。

他接着说："虽然离真正理解正念还相距甚远，但毕竟小夏你现在的任务是要重建'当下百吉果店'，所以学术研究的部分讲这些就差不多了。话说回来，你打算怎么跟店里的员工道歉呢？"

尤达大师的这句话提醒了我——是啊，我该怎么跟店员们道歉呢？我也不知道该怎么做，只好先开口回答说："其实明天店里休息。也就是说，我还有一天的时间可以好好想想该怎么办。那个……包括实践方法之类的内容，老师您明天……也有空吗？"

除了学术研究的部分之外，我还希望了解更多有关正念的内容。很明显，我们俩的立场已完全逆转。

听完我近乎请求的回答，尤达大师一边发出高亢的笑声一边对我说："哈哈哈，真是太棒了！"

— 2 —

"容易疲劳的人"的大脑习惯

聚焦"当下"，别把目光移开

练习"什么都不做"——休息的基本姿势

离开耶鲁的研究室、回到住处的我回想着这混乱的一天。

一大早就被"当下百吉果店"的员工们以罢工抗议。仔细想想这也难怪，突然来了一个日本女人说是老板的侄女，初来乍到就毫无顾忌地扰乱他们的工作环境，最后竟然公然痛骂他们……对他们来说，我才是事情的过错一方。

躺在床上的我试图回想"当下百吉果店"的店员们的模样。除了伯父之外，一共有五位店员。

有两位员工负责厨房料理。一位是拉丁美洲裔的美国人卡洛斯，看起来阳光开朗，留着小胡子，有点微微发胖，年龄在25～30岁。另一位叫克里斯，是一个有着亚洲血统的白人男性，短发，戴眼镜，看起来有些神经兮兮的。

另外三位员工都在大厅服务。一位是叫友美的矮个子日本女性，看起来30多岁。叫她做什么都会做，性格温和顺从。不过，就是因为性格太好反而导致所有事情都容易落在她头上。在所有员工中，她看起来最累。另一位是主要负责收银的戴安娜。白人女性，40多岁，化着浓妆而且总是摆着一副臭脸，还抽烟。被我骂的不是别人，就是她。最后一位则是男性服务员，不过据说他最近在休假，所以目前不在店里。

首先可以肯定的是，无论怎样都要先给戴安娜道个歉，我还记得她挨我骂时的表情。想着想着，我又陷入了无限的苦恼之中——

我该对她说什么好呢？

万一她不接受我的道歉呢？

我凭什么觉得对方会原谅我？

要是她不原谅我，那我辛辛苦苦学习正念岂不是白学了？

别想那么多了，总之先挣到钱吧……

我不能就这样一无所成地回日本……

还是要先给她道歉。

不过要怎么道歉呢？

我躺在床上，在漆黑的夜晚中一闭上眼就忍不住想这些问题。明明知道想这些没什么意义，但还是忍不住陷入思维的怪圈之中，明明我身心俱疲，但就是无法安然入睡。

～～

　　我也不知道自己是何时睡着的，不过第二天我又去了耶鲁的格罗夫研究室，继续上他给我开的课程。这次尤达大师不再给我发讲义，而是让我把重点放在实践上。他首先对我说："诀窍是挺直背，放松腹部。"

　　一开始，他让我放松地坐在椅子上，重点是稍微挺直背部，不靠椅背。手要放在大腿上，不交叠双腿，脚掌平踩地面，眼睛睁不睁开都可以。如果睁开的话，就望向前方两米左右的位置。

　　他接着指导我说："嗯，这就是基本姿势。重要的是不要试图去做什么，而是让自己就处于当下。"

　　我十分反感这样的行为。什么都不做，只是处于当下——这和"只管打坐"的坐禅有什么区别呢？

　　于是我开始怀疑昨晚所感觉到的自身变化。并且觉得，哪怕只是一瞬，自己差点就相信正念的那份天真真是让人反感。

　　"嗯，小夏……你还是心有杂念。"尤达大师一眼就看穿我在想着别的事情，担忧地对我说。不过这种说话口吻就像我的父亲一样，进一步唤起了我的痛苦情感和不快记忆。

找到大脑疲劳的原因——注意呼吸

尤达大师看我做好基本姿势后，进一步指导我说："首先试着将意识集中在自己的身体上。比如说，脚底接触到地板的感觉如何？手接触到大腿的感觉如何？屁股接触到椅子的感觉又是怎样呢？有感觉到全身被地球重力吸引着吗？"

我完全搞不懂他这是要干什么。不过确实如他所说，把意识导向各处后会有不同的感受。不过这不是理所当然的吗？我这样想着，才过 20 秒我就忍受不了了。

看到我的注意力不太集中后，尤达大师接着说："接下来把注意力集中到呼吸上试试看。你要认真感受与呼吸有关的感觉。比如空气通过鼻孔是什么感觉？空气进入胸腔后，胸部有膨胀起来的感觉吗，腹部有往上提的感觉吗？"

"这是要搞什么？深呼吸这种事有必要特意教我吗？"我在内心抱怨道。

"这和深呼吸可不一样哦。"尤达大师平静地说，他显然看出了我的不耐烦，"你不用试图控制呼吸或改变呼吸，呼吸没有好坏之分，平常怎么呼吸此时就怎么呼吸。你需要做的是仔细感受每一次呼吸。比如说，有没有注意到呼吸与呼吸之间的短暂停顿？有没有注意到每一次呼吸的深度都不一样？吸气和吐气的气息温度有没有不同？要对这些细节抱有好奇心。"

我乖乖照做后才发现，每一次的呼吸都不太一样，而我之前完全没有注意到这些细节。突然间，我开始对平常下意识做的这些事情产生了新鲜感。

但这种想法稍纵即逝，我的脑海中又开始浮现出各种想法："当下百吉果店"员工们的表情、伯父无精打采的脸庞、尖端脑科学研究室的竞争对手们、站在冰冷木板地上穿着袈裟的父亲、穿着睡衣躺在医院病床上的父亲……

果然，我的这些杂念还是逃不过尤达大师的眼睛。他静静地对我说："脑海中浮现其他想法很正常，只要注意到就行了。接下来，要把注意力集中回呼吸上，要轻轻地、慢慢地。你要记住，呼吸是意识的锚。当风浪渐起时，只要锚在，船就不会飘走。不管有什么杂念试图吹乱你的内心，只要掌握呼吸就没问题。"

遵从尤达大师的指示后，我发现自己只能听到自己的呼吸声，其他的一切都被寂静所包围。

然而没过一会儿我就又到了忍耐的极限，十分没有耐心地说："老师！这么做到底是为了什么？最起码要告诉该做几分钟吧。我已经掌握方法了，我们快点开始进行下一步吧。"

面对我的急躁，尤达大师笑着回答我说："哈哈哈，这还不到一分钟你就着急了？我没想到你的情况这么严重……哎呀呀，看来之后的学习之路很是艰险呢。"

不知为何，说这话时他的表情看起来非常开心。

大脑疲劳来自"过去和未来"——心灵的伸展运动

看起来尤达大师很乐于教导我学习正念，他接着说："还记得我们昨天一起确认过的正念定义吗？就是'不做任何评价和判断，主动地将注意力集中在当下的经验上'。注意呼吸就是为了将注意力集中在当下，这叫作正念呼吸法（▷002页）。不过名称不重要，叫什么都行。"

之前确实没听说过正念呼吸法这个概念。不过此刻，我更想知道尤达大师为什么那么强调"当下"。于是我疑惑不解地问尤达大师："为什么'当下'这个概念这么重要呢？为了挽回这次的失败，我明天还要去'当下百吉果店'向大家道歉，赶快让店里的员工们振作起来。等到营业状况比较稳定后，还打算重新开始认真地做研究……"

"哈哈哈……"尤达大师发出了一如既往的尖锐笑声，之后伸出了食指对我说："小夏啊，你看看你现在这个状态。你知道吗，大脑的所有疲劳和压力都来自过去和未来：对过去的事情心有不甘，对未来的事情充满不安。你如果一直这么下去内心只会变得越来越疲惫。

"小夏，你还记得我之前说过，经常出现在抑郁症患者身上的那种老是纠结于过去的状态（反刍思考）与预设模式网络（DMN）的过度活动有关吗？（▷ 054 页）有句话叫作'歇斯底里（hysterical）来自历史（historical）'，也就是说内心的混乱来自过去的束缚。而将内心从过去和未来的压力中解放出来，就是正念的目的。

"补充一下，这个概念是由在加州大学洛杉矶分校（UCLA）正念研究中心 MARC（Mindful Awareness Research Center）担任教育指导的戴安娜・温斯顿（Diana Winston）提出的。"

听完这番话，我暗自总结了一下尤达大师的观点：也就是说，一旦把沉迷于过去和未来当作理所当然，人类就会忘记如何将意识集中在当下。如果想让大脑获得充足的休息，首先必须要学会"处于当下"。正念呼吸法就是为此而存在的。

尤达大师为了让我更好地理解这个概念，接着解释说："正念时的大脑状态和小孩子或动物的内心非常接近。小孩子总是积极地注意眼前的事物对吧？这是因为一切事物对他们都很新鲜。年幼的孩子在做某件事时绝不会一心二用，也没有哪只小狗会一边吃狗粮一边后悔昨天发生的事和担心明天。所谓的正念，就是要像第一次接触这个世界一样重新理解它，并且能够维持对当下的关注，就像回归孩童时期一样。"

虽然距离实际感受到正念的效果还很远，但我确实有一种无以言表的感觉。的确，回想起来，我的大脑一直在过去和未来之间纠结。我内心在意的全都是"过去的我"和"未来可能的我"，而不是"当下的我"。

看着沉思的我，尤达大师静静地说："说起来这其实就是一种内心的'伸展运动'。我们都知道，关节如果总是朝固定的方向弯曲的话，身体就会变得僵硬不堪。而只要朝着和平时不同的方向稍微弯曲关节，身体就不再容易感到疲劳，也不容易受伤。伸展运动的目的就在于此。人类的大脑当然也和这一样，一旦放任不管，就一定会去想除了现在以外的事情。所以我们才要试着将意识导向'当下'这个方向来做伸展运动，用这种方式来建立不易疲劳的大脑和内心。"

可能是昨晚看到了一堆实验数据的关系，突然间，尤达大师的话说服了我。这种方法如此简单，看来能够持续实践下去，我打算试一试。

要改变大脑，习惯最重要

不过，我还是对"当下百吉果店"的发展忧心忡忡。总不能明天跟大家低头道歉后就突然让大家"把注意力集中到呼吸上"吧。

敏锐的尤达大师又一次注意到了我的情绪，对我说："先别给店里的员工们这么多压力，至少第一个星期还是尽可能低调做事比较好。

"首先，小夏你自己要先开始进行正念训练。一天 5 分钟也好，10 分钟也罢，时间长短无所谓，但要每天坚持。最重要的是要在同一时间、同一地点进行。有实践报告指出，当正念训练持续到第 5 天时就会有效果[1]，而且持续越久效果越明显。要知道，布鲁尔提出的 DMN 变化是由一些冥想经验持续 10 年以上的受测者证实的。大脑再怎么具有可塑性，还是需要持续的训练才能够产生变化。

"而且我认为，如此实实在在的持续努力所带来的，不会只是单纯的休息效果，而是会有更丰硕的果实在等待着你。哎呀，这部分我们之后再慢慢说好了。"

我承认尤达大师说的很有道理，但是，果然还是没什么可以立即解决问题的方法吗？我需要一个立即生效的方法，也许求助于无法立刻产生效果的正念本身就是个错误的决定。

看到我想反驳，尤达大师一边挠着他那一头乱发一边立即补充说："但是，有件事是可以明天就做的哦，而且这个方法很适合和员工们一起做，哈哈哈。"

~~~

学习完尤达大师教我的方法后，我回到了家，并且给伯父打了电话，诚心诚意地向他道歉。电话那头的伯父一如既往地让人猜不出他在想什么。我本以为说服他需要花费相当多的时间，但没想到结果出乎意料。在一阵仿佛陷入沉思般的沉默之后，伯父只说了一句："你明天到店里来吧。"

第二天，伯父领着我进入了"当下百吉果店"的后厨。果然，我一出现后整个后厨的气氛变得特别压抑和沉重，克里斯、卡洛斯、友美，还有被我当众臭骂过的戴安娜都在那里。

"她好像还是想和大家一起工作。"伯父只简单地说了这句话。

我低头跟戴安娜和其他人道歉，并告诉大家，正如伯父所说，我希望还能够在这里工作，而且不会再勉强大家做不合理的改变，目前会配合大家一直以来的工作模式。

虽然知道店员们不会从心底里真正原谅我，但看来他们至少还愿意让我待在这家店里工作。

"如果可以的话，待会儿我想和大家一起吃个饭……"我最后开口问道,这么问是为了实践尤达大师教给我的方法。不过,突然之间我感受到了大家强烈的排斥。正当戴安娜皱起眉头想要说些什么时,伯父竟然一反常态地开了口。

"可以啊。不过就是一起吃个饭,我这个店长请客。"没想到伯父竟然张口帮我。包括我在内,所有员工对伯父突如其来的这句话都掩不住惊讶。就在我开心到无以言表时,后厨的门"咔嚓"一声被人推开了。

"……!"

一瞬间,我开心到极点的心情重重摔到了地上。推门而入的男子有点眼熟,他是耶鲁尖端脑科学研究室的研究员,也就是我的同事——布拉德。原来到上周为止一直在休假的那位兼职员工就是他啊。

为了消除尴尬的气氛,他露出一脸挖苦的笑容。"呦,好久不见啊,小夏。"

我的思绪又被拉回了在耶鲁的日子。在那竞争激烈的研究室里,布拉德被认为是将来最有所成就的精英学者。

不过,他的性格古怪也是学术界闻名的。说直白一点,他是那种喜欢抨击别人,让别人当众下不了台的人。而最近成为他抨击目标的人不是别人,正是我——小川夏帆。

布拉德对别人的冷嘲热讽总是一针见血,而且他压倒性的才智和令人折服的研究成果能为他的言论背书，让人对他的抨击难以反驳。布拉德的这种行为深深伤害了难以望其项背而拼死努力的我。他的冷嘲热讽总是不知不觉地刺痛我的内心，将我击入万丈深渊。

布拉德仿佛没有注意到我的慌张，只是冷冷地说："我也能以'当下百吉果店'店员的身份参加那个什么聚餐吗？"

我不知道该怎么回答，花了好一会儿，我才把被击碎的玻璃心一片一片拼接在一起。

"呼吸是意识的锚"——我脑海中突然浮现出尤达大师这句话。我按照尤达大师教我的方法，将注意力放在呼吸上，随后我渐渐恢复了冷静。

吃饭时也能做的大脑休息法——饮食冥想

在百吉果店开门营业前，我们围成一桌，每个人面前都放着奶油芝士百吉果三明治和饮料。作为发起这场聚餐的人，我对大家说："很高兴能和大家一起吃饭，大家开动吧。"

大家一脸狐疑地看着我，一边准备开始用餐。

"啊，请等一下，有件事想要麻烦大家。"我急忙补充道，"如果可以的话，我希望大家在吃百吉果之前把它当作第一次吃到的东西，仔仔细细观察一遍之后再吃。"

"你说什么？"大家纷纷表示疑惑和不解。

"这和我的研究有关，但更重要的是这么做能帮助我们重建这家店。"

话音刚落，每个人就开始抱怨起来。而听到我说"和研究有关"后，布拉德脸上浮现出了不怀好意的诡异笑容。我内心有些不安：这个人到底要把我逼到什么地步才肯罢休？

还好，此时我的伯父又一次及时对我伸出了援手，他对着大家说："好啦好啦各位，就配合一下吧。反正也不会有什么损失，顶多丢了工作。"

不知道大家的心情因为这句话有何转变，不过确实没人因为伯父的这句黑色幽默展颜欢笑，大家都闭上了嘴巴，将视线转移到面前的百吉果上。

卡洛斯和友美盯着百吉果观察了好一会儿，不过戴安娜、克里斯和布拉德只是稍稍看了看百吉果的外观就迅速开吃。

我对大家说："希望大家务必仔细感受百吉果的香气和味道。比如食物接触到口腔的感觉、通过喉咙的感觉，等等。"

虽然不再遭受他们的抱怨，但也没人想知道我在做什么。我自己认认真真地观察着手中的百吉果。对啊，要把它当成是人生第一次看到的东西呢。

话说回来，这些店员们每天都看着百吉果，应该早就对此习以为常了吧。现在突然要求他们像第一次看到百吉果那样观察后吃掉，对他们来说应该是件很奇怪的事情吧。而这正是尤达大师教给我的"适合多数人一起进行的方法——饮食冥想"。

试想一下，如果突然要求大家"把注意力集中到呼吸上"，相信大部分现代人都会一脸疑惑、接受不了的吧。不过，如果先让他们把注意力集中在吃东西的感觉上，他们就会更容易接受一些。

事实上，我们在吃饭时，意识也会常常忘了当下。尤达大师在跟我解释的时候，讲了一个旅人的故事：

有个男人在独自旅行时遇到了老虎，被老虎追得无处可逃，只好抓着藤蔓挂在悬崖边上。上有老虎逼近，悬崖下又有别的老虎等着他坠崖而亡，可谓是进退两难。眼看着悬崖上的老虎已经开始撕咬藤蔓，再不想办法肯定会死无葬身之地。就在此时，男人突然发现悬崖的斜坡上长满了野草莓。他用没抓着藤蔓的一只手摘了些草莓放入口中，发现这些野草莓实在是太甜美了。

在生死关头还有心情摘野草莓吃——我们和这个独自旅行的男人一样，总是下意识地忽视当下。

我面前出现的只是一个普通的百吉果。如果仔细观察，可以发现它浅褐色的光滑表面上有一些凹凸不平的地方，用手拿起来，闻闻它的香味后，我能感觉到在干渴的口腔内分泌出了一些唾液。拿在手里的感觉呢？我暂时还不知道。

观察完它的外表之后，我用手把百吉果放入口中，此时手腕的肌肉是怎么活动的呢？对啊，我们在吃东西的时候都是用手才能把食物放入口中，这个动作对于我们来说再熟悉不过，然而我们连这点都忘了。

咬一口百吉果，咬下的那块是怎么在口腔中移动的呢？百吉果接触到口腔黏膜的感觉如何？唾液不断增加的感觉又是如何？

用了尤达大师的方法后，发现我比平时更加留意小麦、芝士、洋葱的味道。吃到最后一口时，百吉果通过喉咙的感觉和进入胃部的感觉也比平时更加明显。

总之，要将意识集中在所有的当下。

但我的心思早就开始在过去与未来游荡了。

——为什么？我为什么连专注于眼前的事物都做不到？

没想到我竟然无法好好控制我的注意力……这对我来说确实是一个新鲜发现。

— 3 —

"自动驾驶"会使大脑精疲力竭

提高专注力的方法

杂念会悄悄潜入"自动驾驶状态下的大脑"

周末,我又去拜访了尤达大师。在伯父的店里,由于我极力表现得低调老实,所以和其他店员不再发生之前那样的冲突。但是我和他们之间的那堵"墙"还没有消失。店里的整体氛围也和之前一样死气沉沉,营业状态距离"良好"还差得远。然而尤达大师说我光是能在"当下百吉果店"里工作一周就已经是一大成就了。看来他认为我很难再融入其中,不过也为我成功回归店里感到高兴。

那天观察完百吉果后我也一直和员工们一起进行饮食冥想。话虽如此,但也不过就是大家聚在一起吃百吉果而已。虽然我一直提醒大家要"仔细观察""好好感受吃的感觉",但目前还不知道效果如何。

"饮食冥想是正念活动中一个比较基础的类型。"尤达大师说着,便从堆积如山的文件下面翻出一个诡异的小瓶子,里面装着葡萄干。

看着我一脸疑惑，尤达大师解释说："比较有名的是利用葡萄干进行的饮食冥想。也就是说，在吃葡萄干时要仔细观察它的颜色、形状、气味、口感、味道等。我让你们做的不过就是把葡萄干换成百吉果。"

"可是，为什么要把饮食和冥想组合在一起呢？"我不禁问道，其实我从上周开始就在思考这个问题。

"问得好！"尤达大师一边嚼着葡萄干一边解释给我听，"听好了，如果注意力一直沉浸在过去或未来，内心就会越来越疲累。这一点我已经说过很多次了，就不多说了。还有一点是我们应该要注意的，那就是所谓的'自动运行状态'。

"我想你在日常生活中也一定会发现，有些事情是下意识进行的，比如吃饭、走路、刷牙等。其实，我们生活中的大部分事情都被这些下意识的活动占据了。这就像是在自动驾驶状态下飞行的飞机一样。不过，最重要的飞行员——也就是你本人的意识到底飘向何处了呢？肯定是飘到过去和未来了吧？当我们下意识做眼前的事情时，意识总是待在与当下无关的地方。正因如此，如果持续练习将注意力集中在日常行动上，就能够让意识回到当下，脱离自动驾驶状态。"

多线程工作会降低大脑的专注力

自动驾驶……仔细想想，其实现代人已经越来越习惯自动驾驶了。我们崇拜像电脑一样同时处理多项任务的能力，可以说进入了一个推崇"多线程工作"的时代。在当今社会，很少有人会专心致志地做一件事，大部分人都是一边做着眼前的事一边惦记或做着另外一件事。

对此，尤达大师说："这正是那些世界顶尖的商业精英关注正念的另一个理由。他们作为有能力高效率处理大量工作的人，在工作的同时很可能会失去某种重要的东西。"

"我知道了。是'专注力'对吧？"我回答说。

"没错。"尤达大师脸上绽放出大大的笑容，接着说道，"习惯自动驾驶状态的人很难将注意力固定在一处，也就是说，他们控制不了自己的专注力。我想你也知道，这对任何事业来说都是致命伤。"

他又拿出平板电脑，打开了几个论文档案，边翻边对我说：

"有很多脑科学研究正在探讨正念提高专注力和注意力的运行机制。这些研究表明，正念与掌管分配注意力的前额叶、顶叶有关，与掌管处理冲突的前扣带皮层、岛叶、基底核也有着密切的联系[1]。

"举例来说，有项研究以人事部门的员工为对象，要求他们在 20 分钟之内完成行程管理等多项工作。结果显示，每周进行 2 小时正念训练并持续超过 5 周的一组人比单纯放松休息的另一组展现出了更高的专注力。对每一项工作的专注度都提高了之后，能帮助我们在更短的时间之内完成多项任务。"

尤达大师越讲越兴奋，眼睛里闪烁着光芒，不断举出一个又一个例子。我能感受到他的大脑正在高速运转，不愧是过去被称作耶鲁首席的脑科学家。

"专注模式"时的大脑发生了什么?

尤达大师接着说："有人指出了'心流（Flow）'与正念之间的相关性。你应该听说过心理学家米哈里·契克森米哈（Mihaly Csikszentmihalyi）提出的心流理论吧？就是放松地彻底沉浸在目标之中，发挥出极高专注力的状态，也就是所谓的 ZONE（巅峰状态）。而有报告指出，人在工作时也有放松和专注并存的意识状态。

"贾德森·布鲁尔认为心流也和后扣带皮层有关系。我们之前说过，大脑的这个部分负责的是大脑空转状态下的预设模式网络（DMN），但同时它也以掌管自我本位而闻名。换句话说，它会让人产生'现在做这件事的不是别人，正是我'这样的自我意识（Self-Awareness）。而这种强调自我的状态恰好和心流的状态完全相反。

"比如说，在2008年举行的北京奥运会上，参加女子田径100米跨栏比赛的美国选手洛洛·琼斯在比赛开始后一直处于领先地位，却被倒数第二个跨栏绊倒而痛失金牌。她说她当时的想法是'要好好把腿伸长'。你看，正因为自我意识冒出头来，才导致她的 ZONE 状态遭到破坏[2]。

"布鲁尔认为，后扣带皮层的活动量降低、自我意识退居背景的状态，就是心流的真面目。而正念冥想恰巧可以降低后扣带皮层的活动量，因此说正念能够提高专注力[3]。

"另外，有研究结果表明，就专注力和注意力而言，正念对 ADHD（Attention Deficit Hyperactivity Disorder，注意缺陷多动障碍）也十分有效。也就是说，那些沉不住气、坐不住、注意力不集中的人可以通过正念来提高专注力[4]。"

摆脱自动驾驶的方法——贴标签和步行冥想

我完全听懂了尤达大师的解释，不过这种放松的心流状态有那么容易达到吗？毕竟就连一流运动员也不是随时都能进入

ZONE 状态的啊。

仿佛是为了消除我的这个疑虑，尤达大师开口回答说：

"今天我们来试试把贴标签法融入之前的正念呼吸法之中吧。这样做不仅能够放松身心，还能够有效提高专注力。其实这个方法很简单，就是配合呼吸从 1 数到 10，数到 10 之后再回过头来从 1 开始数就行。也就是说，在呼吸的同时给它们标上数字"1""2"这样的标签。

"我猜三分钟之后，小夏你的内心估计又要开始胡思乱想，思绪不知道飘到哪儿了。不过这没关系，思绪飘走 100 次，就拉回 100 次。不过在拉回思绪时注意要轻轻地、慢慢地。

"当你因担心其他杂事导致工作无法顺利进展时，可以试试这个方法。只要你反复实践，就比较容易进入放松的心流状态。

"最后还有一点，我给你解释一下步行冥想吧。不过这个方法难度稍微高一些，所以不太适合用在'当下百吉果店'的员工们身上，更适合你自己用。"

没错，我和尤达大师之前约定过，我本人也要亲自实践他教授的"高效休息法"。

他详细解释说："这是解决'自动运行状态'的典型方法之一。做法是：在走路时将注意力集中在移动的手、脚上，并且要仔细感受脚底与地面接触的感觉。走快走慢随你，但刚开始时速度最好慢一些。

"走路这件事看起来简单，但每走一步都会引发脚部肌肉和关节的复杂连锁反应。你要试着感受走路时身体发生的每一个变化。如果能配合贴标签的方法那就更好了。比如贴上'左''右'或'提起''放下'等，试着给自己的动作贴标签能帮助你更好地专注当下。"

为了实践这种方法，我们踏上狭窄的楼梯，从地下研究室走到外面，正好看到夕阳西落，这是耶鲁大学最美的一道风景。

我照着尤达大师的说法开始尝试步行冥想。试过之后发现，与其说这是冥想，不如说这是一个游戏。不仅做法简单，还能够感受到自己操控身体的感觉，这种体验很是新鲜。

绕了校园一圈后，尤达大师在我身旁问："怎么样？很好玩吧？"不知不觉中我已沉浸在步行冥想中，竟忘了尤达大师就站在那儿。

尤达大师说，这种将注意力集中在自己的身体动作以便意识到当下的方法叫作"动态冥想"（▷005页）。步行冥想就是典型的动态冥想。据说，采纳正念的谷歌公司员工训练课程 SIY 也实践了这种方法。

尤达大师站在我身旁对做完步行冥想的我说："动态冥想可以应用到日常生活中的各种动作中。比如，穿衣服的时候、刷牙的时候、开车的时候……其实只要把意识导向日常生活中那些'自动驾驶'的行为上就行。选择什么动作都可以，但最好每天都做。例如，早上可以一边刷牙一边用贴标签的方法进行动态冥想。

"不过，我建议你事先确定好进行动态冥想的时机，比如说今天决定一出门就开始做，像这样提前决定好的话就不容易把这事忘了，而且很容易养成习惯。"

讲到这里，尤达大师咧嘴笑了起来，然后操作着手边的手提电脑，音箱里传来令人十分怀念的钢琴前奏。

听着这熟悉的旋律，尤达大师说："顺便说一句，我推荐的动态冥想是这个——将手臂从身体正前方往上抬起，从背部伸展运动开始……"

原来尤达大师最推荐的动态冥想是广播体操！没想到我竟然在日暮时分的纽黑文听到了"第一套广播体操"的旋律！他一脸认真地做着广播体操，每一个动作都规范完美，我心想他真不愧是喜欢日本文化的哈日族。不过，看到路过的学生对此一脸诧异，我便装作不认识他的样子悄悄离开了。

~~~

新的一周开始了，和"当下百吉果店"的店员们一起结束饮食冥想后，我叫住他们说：

"我想大家也注意到了，后厨新整理出了一个小空间。我打算和大家一起在里面冥想。如果可以的话，明天开始工作前，要不要和我一起花点时间整理内心呢？我会教大家冥想的方法。"

结果每个人都一言不发。他们一副不想被卷入这诡异事情里来的样子，刻意避开我的视线。布拉德甚至一脸嘲讽，他大概在想，不被尖端脑科学研究室接纳的我不知道沉迷在什么诡异的方法论里了吧。

第二天，如我所料，出现在冥想室里的人只有我一个。我拉了张椅子坐下，用贴标签的方法开始进行正念呼吸法。不过，我一直在想谁会来加入，所以意识总是很快飘离，无法全神贯注聚焦于呼吸。

就这么过了三天，还是没有人参加。每天早上上班时，店员们一进入后厨就能看到冥想的我，但他们权当作看不见。

到底该怎么做才能让他们和我一起冥想呢？我的内心完全无法休息，而是陷入深深的悲伤中。犹记得尤达大师说过"专注于当下能让大脑获得休息"，但事实真是如此吗？或许正是因为一直想说的话说不出口、总是默默工作，才导致我心中的压力慢慢积累着吧。

— 4 —

净化大脑的"睡眠"×"冥想"

温柔的慈悲心

日本人早已知道"高效休息法"

工作前的冥想活动进入第四天时，卡洛斯第一个来到了冥想室。他是两位负责厨房工作的男生中的其中一位。

"小夏，我也来试试吧。感觉挺有意思的。"他一向对稀奇古怪的东西很感兴趣，对新鲜事物充满了好奇心，他来冥想估计也是基于兴趣吧。

伯父的"当下百吉果店"一向气氛压抑，而卡洛斯可以说是最能让人感受到活力的员工了。往好里说是大家的开心果，往坏里说就是吊儿郎当。就算气氛凝重到都快成了丧礼守夜现场，他也能和其他店员说说话、开开玩笑。不过托他的福，让原本沉闷的气氛缓和了不少。虽然他看起来总是一副漫不经心的样子，但能够敏锐地觉察到他人的情绪变化，也许他只是看我一个人太孤独，过来陪陪我。

话说回来，他的专注力可比我差多了。正念呼吸法刚开始不到一分钟，他就不耐烦了。要么说"好困啊""我饿了"，要么就是说"我给你讲一个好玩的事儿"……总之，他总是忍不住和我闲聊。

一旦我摆出一副厌烦的表情，他就会说："对哦，我们正在冥想。我差点儿给忘了……话说那个呼吸方法是怎么做的来着？"说完后他还会毫无顾忌地放声大笑。此时此刻我终于理解为什么有人说"当下百吉果店"里所有的疏忽几乎都是他造成的了。

这之后的几天里，卡洛斯只要心情好便来冥想室和我一起冥想。虽然他把这当作消遣，但他肯来参加我就已经很开心了。

又过了几天，让我惊讶的是，友美也来参加了。她说她从很久以前就对瑜伽充满了兴趣，而且用日语对我说："怎么说呢，身为东方人，就是会对这样的世界感到亲切呢。"

考虑到其他店员不会日语，所以之前我都是用英语和她对话，没想到她这时却用日语跟我搭话。看来她很早之前就想参加冥想，但碍于个性低调消极，所以一直开不了口。

我一时说不出话来，便只回应："嗯……是啊。"——其实瑜伽和打坐我都很讨厌啊！自己打从心底里不相信而且很抗拒"东方的东西"这件事，尽管都张了口却还是说不出来。

我将有人来参加冥想的事情向尤达大师报告后，他兴奋地说："这可真是个好消息！太棒了！"对于友美的加入，他进一步补充道："你说的没错，正念确实起源于东方。说起来你们日本人可算是正念的鼻祖啊。就基本观念而言，森田疗法和内观疗法都和正念十分接近。"

　　森田疗法和内观疗法都是来自日本的身心疾病治疗方法。森田疗法于 1919 年由森田正马创立，它的基本观念是借由埋头做某件事，让患者脱离胡思乱想的困境，感受"现实的当下"。20 世纪 60 年代所引进的内观疗法，则创始自吉本伊信，这种疗法采取的也是客观检视自身内在的方式。虽然大家总觉得这种缺乏研究成果支撑的方法与时代脱节了，但是它们和正念确实有许多共通点。

　　可这样一来，不就表示正念的科学依据很薄弱吗？我突然担心起来，对尤达大师说："老师，别说这些了。我们接下来该做什么呢？差不多该教我一些可以立即见效的方法了吧！"

　　"立即见效……"没承想他又开始转移话题，挠着乱蓬蓬的脑袋问我，"话说回来，小夏，你晚上睡得好吗？"

药物无法治愈"大脑疲劳"

就算没有尤达大师那般敏锐的观察力，一般人也能看出我的睡眠有问题。每天早上一照镜子，我就能看见眼睛下方清晰的黑眼圈，整张脸跟大熊猫一样。

我每天白天在"当下百吉果店"工作，晚上苦读企业经营方面的书籍。除此之外，考虑到将来还是会回去做研究，所以早上还会早起翻翻期刊，看看发表了哪些最新的研究论文。

因为大脑一直在高速运转着，所以就算在床上躺着我也睡不着觉。等回过神来往往发现都三更半夜了我还醒着，有时甚至还在想着店里的事情，反而冥想室才是我唯一的休息空间。

"虽然我一直拼命想睡着，但大脑就是无比清醒。对了老师，你可以给我开一些安眠药吗？"我着急地问道。

我知道尤达大师和其他精神医学研究学者一样，同时也是精神科的医生。而且之前我曾看到他的患者拜访过他的研究室。在美国的大学里，有很多研究人员会在自己的研究室里给病人看诊，我想尤达大师应该有资格给我合适的处方药。

没想到听完我的请求，他连忙拒绝说："哎呀呀，这我可得和小夏你讲清楚。目前在日本好像能轻易开一些抗抑郁或助安眠的药，以前的美国也是如此。不过现在和以前不一样啦，在现在的精神医疗领域中使用药物的范围和频率正逐年降低。首先是副作用和药物依赖的问题很明显，其次患者们也期待接受更自然的治疗方法。

"例如，在日本开给抑郁症患者的阿普唑仑（Alprazolam）等处方药，在美国是不可以用的。因为美国认为这种药对抑郁症无效，而且引起的药物依赖反应十分明显。如果要开处方药，美国一般会开 SSRI（Selective Serotonin Reuptake Inhibitor，一类新型抗抑郁药），SSRI、经颅磁刺激治疗法和正念组合在一起才是现在的主流治疗方法。听我那个好奇心旺盛的日本学生说，他对失眠患者实施 TMS 经颅磁刺激治疗后，几乎每个人的病情都有了明显的改善[1]。不管怎样，那种依赖药物的治疗方法已经是过去式了。

"就算是安眠药，现在用的药物也都是那种药物依赖性低、符合睡眠机制的类型。比如说作用于褪黑素受体的雷美替胺（Ramelteon）和作用于食欲素受体的苏沃雷生（Suvorexant）等，比起海乐神（Halcion）和溴替唑仑（Lendormin）等传统的安眠药来说，都没有药物成瘾的危险，对患者的危害比较小。"

听完尤达大师的解释，我打消了让他给我开安眠药的念头。其实我知道美国越来越避免使用药物治疗精神疾病，只是没想到连安眠药都管理得如此严格。看来正念之所以在美国逐渐被大家接受，与越来越多的人对药物有心理抗拒这项背景因素脱不了干系。

一边睡觉一边用"清洁剂"清洗大脑的疲劳物质

为了解决我的睡眠问题，尤达大师十分有耐心地对我说："关于睡眠也有各式各样的研究。哈佛大学的睡眠门诊积极引进的方法有不困就不上床睡觉的'睡眠限制疗法'，还有推迟就寝时间逐步提升睡眠质量的'睡眠时间计划法'。顺便说一句，有的研究还发表了《良好睡眠心得》。看，就是这个。"

尤达大师点开平板电脑里的一个幻灯片，内容是：

·就寝和起床的时间要固定（→让大脑记住生物钟的节奏）

·避免摄取太多咖啡因等刺激性物质（→交感神经一旦亢奋起来就容易睡不着）

·先把烦恼一一写下来后再上床（→烦恼会让大脑无法获得休息）

·早上起床之后要晒太阳（→容易形成入睡和睡醒的节奏）

·适度运动（→适当的疲劳有助于睡眠）

·避免午睡时间过长（→这样会导致晚上的睡意降低，打乱睡眠节奏）

·避免在睡觉前进食（→食物的消化活动会妨碍睡眠）

·不要在床上看电脑或手机（→大脑会误认为床不是睡觉的地方）

·一旦睡醒就立即下床（→要让大脑记住床是睡觉的地方）

·拥有一个为了入睡而自己特有的生活习惯，拥有仪式感（→大脑最喜欢习惯）

·把卧室创造出一个可以放松的环境（→副交感神经占据主位后会促进睡眠）

针对这个幻灯片，他详细解释说："毋庸置疑，除了正念外，最好的休息方法就是睡眠。可以说，睡眠是大脑的净化和排毒时间。研究人员观察了睡眠中老鼠的大脑内部后发现，一种叫作脑脊髓液的'清洁剂'含量有所增多，而这种清洁剂会清洗掉一种被称为 β 淀粉样蛋白的大脑疲劳物质 [2]。

"当然，也有报告指出，正念具有改善睡眠的效果。为了促进睡眠，在入睡前或者半夜醒来时，你可以试着将注意力集中到呼吸上。这么做能让后扣带皮层等物质的活动量降低，即抑制了预设模式网络（DMN）的活动，这样一来大脑更容易进入深度睡眠。

"当脑海中萦绕着各种各样的事情导致你难以入睡时，其实就是因为脑内的 DMN 一直处于过度活跃的状态而已。

"但有意思的是，阿尔茨海默病患者的 DMN 活动量反而是低下的[3]。你知道为什么吗？虽然这只是个假说，但有人指出这是因为阿尔茨海默病患者常年过度使用 DMN，所以导致此回路超过了使用寿命。而实际检查这些患者的大脑后发现，他们的DMN 累计了大量的大脑疲劳物质及淀粉样蛋白。因此，从预防阿尔茨海默病的角度上来看，良好的睡眠必不可少。

"话说回来，我们一开始就约定好你要好好休息，这事儿你不会忘了吧？"

我点了点头。是啊，我自己要先证明这个方法有效果才行。

培养积极情绪的三个步骤

"小夏，你半夜醒来时都在想些什么事情啊？卡洛斯和友美都来参加冥想了，我觉得进展非常顺利啊。"尤达大师一脸疑惑地问我。

事情确实进展得很顺利。我现在不担心卡洛斯和友美，但是担心其他的店员。对我和冥想态度冷淡的克里斯、戴安娜、布拉德和伯父，他们到底是怎么想的呢？我为了改善这家店已经拼尽全力，为什么他们一点都不配合我呢？

我知道他们可能讨厌我讨厌得不得了，但我也不喜欢他们啊！一想到这四个人把"当下百吉果店"搞得死气沉沉，我就忍不住爆发负面情绪。

听到我的抱怨，尤达大师若有所思地说："原来是这样。那我今天就教你一种叫作'慈悲心'（▷017 页）的方法吧。这是一种从内心培养慈爱，即培养对人的爱与怜悯的方法。简单来说，就是在自己内心培养正面情绪的一种方法。"

按照尤达大师的说明，"慈悲心"一般由三个步骤组成：

①将平常做的正念呼吸法持续做 10 分钟。

②在心中想象自己要给予关爱的对象，此时身体和情感会发生变化，试着将注意力放在这些变化上。

③针对那个对象，在心中默念以下句子：

· 希望你能避开危险，平平安安。

· 希望你幸福，安心自在。

· 希望你身体健康。

这是什么呀？这不就是宗教里的祈祷吗？我的内心顷刻间便充满了厌恶感。看来正念再怎么排除宗教因素，归根结底还是起源于宗教的啊。

谁会相信这是什么"高效休息法"啊？对此信以为真的我

真是个大傻瓜！

正当我暗自痛骂自己时，尤达大师开口说：

"UCLA 等学校也开设了教人拥有"慈悲心"的课程哦。我们目前得知，这种简单的方法有助于培养人类的爱、怜悯、温柔、同理心、宽容、喜悦、感谢等情绪。根据脑科学方面的研究，这种方法可以有效降低后扣带皮层的活动量。

"众所周知，积极的情绪不仅有助于商业经营，在人际关系、教育、政治、外交、体育运动等各个方面都有促进作用，更重要的是它可以消除嫉妒、愤怒、绝望等负面情绪，有效改善失眠和压力过大等问题。

"你要不要一边在脑海中想象着'当下百吉果店'的员工一边实践这种方法呢？"

虽然我还是半信半疑，但听说有脑科学方面的研究支持，于是决定姑且一试。

我知道大脑具有可塑性，所以一旦持续进行对大脑活动有影响的事，自己肯定会发生一些变化。而且，更重要的是，我不想再被负面情绪控制了。从明天开始，在做完正念呼吸法之后，我会尝试这种方法。

"话说回来，小夏。"像是突然想起了什么似的，尤达大师接着说，"你伯父店里的卫生间干净吗？尤其是员工们用的卫生间干净吗？"

~~~

我没想到尤达大师会问这个问题，不过如他所料，"当下百吉果店"的员工专用卫生间简直脏死了。至于为什么会对伯父店里的卫生间感兴趣，尤达大师解释说，大脑和内心的疲累会以对他人缺乏善意的形式表现出来；而缺乏善意的工作环境，卫生间肯定也不干净。

这番话让我想起来之前发生的一件事。还记得那天我比平常早一些到店里，正打扫卫生间时克里斯突然跑来对我说："小夏，我就直说了。你做的那个什么冥想真是烦死了。"

当时我刚刚打扫完女卫生间，正准备去清扫男卫生间。克里斯一脸不屑地说："你一定能看出来我是白人和亚洲人的混血吧？在美国这个地方生活，你那些东方的做派只是个沉重的负担，根本派不上什么用场。扫厕所什么的就是东方做派的其中一个吧。说白了，你这样做很碍眼。"

我没想到克里斯会跟我说这些，整理了一下心情后我回复他说："克里斯，我一点也不觉得这毫无意义。你和卡洛斯一起在厨房工作，想必也发现了，最近的卡洛斯是不是有很大的改变？"

卡洛斯的改变显而易见，大家也有目共睹。他之前经常犯一些非常低级的错误，而最近这种错误越来越少了，与此同时他的专注力也得到了提高。

但是，克里斯好像对此事很不爽。一提到卡洛斯，他的厌恶之情更加难以掩饰。我突然想起了克里斯的性格，他是那种平常沉默寡言地做事，但一旦周围的人对他稍做批评后，就会敏感地做出防卫性反应的人。我后悔刚刚一不小心说了刺激他的话。

"对了，你的亚洲血统遗传自父亲还是母亲呢？"急着转移话题的我丢出了刚刚想到的问题。

"是我爸爸。和你一样是日本人，他糟透了。我小时候经常被他打，还总是让我忍耐，让我有耐性。"他静静地回答道。

这个问题好像戳到了他的痛处，但就在那一瞬间，我好像稍微了解他了。

"克里斯，我爸爸也是像石头一样顽固的人。他是个和尚，我从小被他逼着打坐。其实我非常讨厌坐禅什么的，天天都和他吵架。"

"嗯？那你还冥想？！"他直率地问出了这句话，不过刚刚那种话中带刺的态度消失不见了。

借由这个话题我们便聊了起来，还各自聊了一会儿自己父亲的事。克里斯突然变得很健谈，一反往日的沉默形象，不停地诉说对父亲的不满、对日本事物和亚洲感性思维的厌恶。而我除了对此表示百分之百同意之外，还解释了自己成为正念"传教士"的来龙去脉。

"明明是和尚的女儿，却跑来耶鲁学冥想……真是苦了你了。"克里斯说这句话的表情，让人觉得他似乎解开了一些心结。

－ 5 －

不要压抑杏仁核！
不累积疲劳的"焦虑消除法"

"前额叶"和"杏仁核"的失衡会造成压力

第二天，克里斯虽然没有来冥想室，但我从他身上不再感受到之前的敌意，而我对他也不再心怀不满。也许是"慈悲心"这个方法起作用了，我半夜醒来的次数也越来越少。

我把这些照例汇报给尤达大师。听完后，尤达大师发出了他一贯的高亢笑声，兴高采烈地对我说："太棒了！真的是太棒了，小夏！最棒的是从卡洛斯身上看到了改善的趋势。

"你知道吗，我们一般认为正念体验分为三个阶段：初期阶段是拼尽全力将注意力集中在当下；中期阶段是一旦注意到自己的思维有所飘离，便会重新集中注意力，卡洛斯应该接近这个阶段；最终阶段是不用特别费力就能将注意力集中到当下的状态。"

看来"当下百吉果店"的改造之路还挺顺利，但我内心的不安仍没有消失，于是问尤达大师："老师，和之前相比，现在的状态确实好多了，但这样真的就可以了吗？我现在还是会突然陷入不安和焦虑之中……"

"小夏，你就试着持续这么冥想下去。因为正念对于缓解焦虑这种大脑压力反应也有效果。有好几项研究发现，那些持续正念三个月以上的长期冥想实践者的前额叶和杏仁核会形成比较对等的正向关系，而不是上下关系。"尤达大师用力点点头说。

"比较对等的正向关系？"我疑惑地问道。

尤达大师解释说："简单用公式来说，如果前额叶相当于理性，那么杏仁核就相当于为了保护自己免受所害怕对象的侵扰而运作的情感和本能。据说杏仁核也存在于数亿年前的鱼类中，是大脑中最原始的部位。通常来说，当杏仁核对压力产生过度反应时，前额叶便会出来阻止，试图让大脑冷静下来。"

接着，尤达大师问我："小夏，你一定知道大脑的压力反应原理，比如焦虑、恐慌症发作之类的……"这句话让我心头一惊，他该不会知道我之前在尖端脑科学研究室里恐慌症发作的事情吧！不不不，应该没人会这么无聊向他汇报这种事，他应该不知道。

我硬着头皮回答："知……知道啊。当恐惧或外来危险等压力刺激过强时，杏仁核就会过度活动，此时如果前额叶不加以抑制，便会影响交感神经而产生一些生理性症状。常见的生理性症状有心悸和呼吸过度等。"

我上次恐慌症发作时，出现的症状是呼吸过度……那日的痛苦回忆又重现脑海。不过尤达大师仿佛没有注意到我的情绪波动，只是对我的回答点了点头，并接着说：

"你说的没错。恐慌症发作之类的压力反应和掌管不安的杏仁核之间有着非常密切的联系。而正念则可以缓和这种焦虑感，这也是正念最为人熟知的作用。

"从运作机制上来看，正念的交感神经抑制作用可以有效缓解焦虑；从大脑成像研究的分析结果来看，正念可以改善前额叶和杏仁核之间的关系。

"通常来说，一般人的前额叶可以由上往下压制杏仁核的活动，但是在观察长期实践正念的人的大脑内部后发现，他们的前额叶和杏仁核之间并非是上下关系，而是巧妙地维持着平衡状态。"

"啊，原来是这么一回事儿啊。"我恍然大悟道。

尤达大师接着补充说："其实这方面的治疗方法有很多种。不过，目前可以确定的是，正念可以有效缓解焦虑，但至今还无法保证对发作中的恐慌症也有效。"

"提起这个，老师……"为了避免再提起恐慌症的话题，我急忙插话说，"今天我在来这里的路上遇到了戴安娜。这是我第一次在休假日看到'当下百吉果店'的员工。然后……我觉得我可能知道她为什么总是一脸疲容、神经紧绷了。"

尤达大师对这个话题好像很感兴趣。不过，虽然说我看到了戴安娜，但并没有和她交谈。因为她当时正和一位大约十几岁的女孩子在一起，估计是她的女儿。我看到她的时候，她们俩正在大街上无所顾忌地大声争吵，完全无视周围人的目光。

看着她们争吵的样子，我不禁在内心感慨：十几岁正是叛逆的年龄啊。回想起来，我自己也是在十几岁的时候对父亲产生了反抗心理，那时候和戴安娜的女儿差不多大。

对女儿大声吼叫的戴安娜似乎注意到了站在远处的我。接着，她好像回过神来似的跟女儿简短说了几句话，然后就牵着女儿的手离开了。大概是觉得被我发现她们母女俩吵架很丢脸吧。

用压力呼吸化法来舒缓紧张

"原来如此，看来戴安娜正在为自己和女儿的关系发愁啊。这种压力确实不小。你说过总感觉戴安娜平常一直紧绷着神经，这是因为她的精神压力反映在她的身体上了。人一旦有了压力，身体就会紧绷。

"虽然无法立刻在戴安娜身上做测试，但我今天先教你一个方法，叫作'压力呼吸化法'（▷008页），可以放松因压力导致的身体紧绷。要不你先尝试一下这个方法吧。"尤达大师一边说着，一边拉出那把常用的椅子，示意我坐下。正念呼吸法已经实践了一个半月，无须他提醒，我已摆出"挺直背，放松腹部"的坐姿，意识很自然地集中在呼吸上，身体做好冥想的准备。

"太棒了！小夏，你已经渐渐掌握诀窍了。不愧是正念的正宗传人。"尤达大师毫不掩饰对我的称赞。

不过，他的赞扬反而扰乱了我的意识。确实如他所说，我开始隐约觉得，正念的基本知识和我小时候被父亲训练的打坐有共通点。若说我比一般人更快熟练的话，不是因为我是日本人，而是因为我是和尚的女儿。从这点来说，我确实是正念的正宗传人，真是讽刺。

看我做好了冥想的准备后，尤达大师说："那我们就开始吧。从现在开始一共有三个步骤：首先，要细心观察压力来临时自己的变化。比如说，发生不好的事情时、想到不开心的事情时自己的内心有何反应呢？身体的感觉又有什么变化呢？你一定要留意这部分。除此之外，你可以试着在心中用一句话来描述压力的成因，这样会帮助你更加了解自己的反应。"

听完这番话，我开始思考：我的压力来源是什么呢？当然是我的研究一直没什么进展啊。明明应该是为了治疗更多人才来到耶鲁学习全球顶尖脑科学研究的，结果现在却接受着这个怪老头的指导，还要在百吉果店做服务员。这些烦心事一直萦绕在我的脑海里，挥之不去。

我在心中默念"研究毫无进展，所以内心焦虑"。随着这种负面情绪的一点一点蔓延，我感觉腹部一直紧绷绷的。看来正如尤达大师所说，压力会导致身体紧绷。

我正细心品味着这种感觉时，尤达大师接着说："第二步是像平常一样将注意力集中到呼吸上，当然你也可以用数1、2、3的方式给呼吸贴标签。我之前说过，呼吸是把自己的意识集中在当下的锚。"

我立即尝试这么做。之前，我的意识经常飘向失败的过去和不安的未来，而此时正逐渐集中到我的呼吸上。同时，我感觉自己的身体在一点一点放松起来，不再紧绷。

终于，尤达大师解释了最后一个步骤："最后一步是压力呼吸化法最关键的部分。你试着把集中在呼吸的意识扩散开来然后集中至全身，这一步的诀窍是想象全身都在呼吸。另外，如果你在做第二步时发觉身体某个部位很紧绷，那么可以在吐

气时想象一下将空气吹入那里的感觉。这样做的话你能感受到
那个部位会随着呼吸逐渐柔软起来。"

大脑结构改变后，对压力的感知方式也会改变

学完压力呼吸化法后，我虽然对尤达大师那些不科学的用
词感到不太自在，但有一种非常不可思议的感觉。或许是心理
作用吧，我发现自己的身体不再紧绷。有意思的是，我周围的
环境并未发生改变，那些烦心事本身还未得到解决，但我对周
遭环境的认知和看法和之前完全不一样了。

尤达大师接着解释说："正念不仅能改造大脑，还能改变
人类对压力的感知方式。正念可以帮助我们创造一个不用理性
抑制压力，而是理性与情感和谐共处的大脑内部状态。不过，
我们目前还未完全了解正念导致大脑构造和机能改变的详细机
制。比如，正念是否能够促使神经细胞成长、新生？是否能改
善自律神经和免疫功能、促进神经细胞的维护和再生甚至避免
死亡呢？

"虽然现在尚不清楚，不过，随着对掌管神经细胞生存、
成长、各项机能的脑源性神经营养因子（BDNF，Brain-Derived
Neurotrophic Factor）的检测等技术持续发展，今后我们应该

会逐渐了解。

"根据某个研究团体在 2010 年发表的报告，正念减压法可以有效降低右侧杏仁核的灰质密度。而我们之前说过，杏仁核会助长人们对压力的反应。也就是说，正念减压法可以有效抑制杏仁核的作用，让它不再给压力'添油加醋'。事实上，据说压力的降低与该部位的密度减少程度呈正相关[1]。"

尤达大师的眼神再次变得犀利起来，声音也比之前更加强而有力，不是平常那种随性松弛的语调。

我突然想起来一个问题，忍不住问道："老师，戴安娜的事情还让我想到一点。按理说，正念是治疗内心疲劳的方法，对吧？但看戴安娜的情况，她的身体好像也很疲累。内心和身体这两者之间又有什么关系呢？"

疲劳是一种叫"疲劳感"的脑部现象

"太棒了！真是一个好问题。"尤达大师满脸笑容回答说，"身体的疲累会以各种形式表现出来。比如心情烦躁、没有干劲、注意力涣散、无精打采、容易忘事、大白天困意满满，等等。另外，身体撞到平常不会撞到的地方也是身体疲劳累积的一个迹象。"

悲哀的是，他举的这些例子我全中了。

尤达大师接着解释说："虽然与疲劳有关的科学研究和数据不算多，但如果算上运动、瑜伽、TMS 经颅磁刺激、药物治疗的话，也已有不少研究证实过正念与认知行为疗法对治疗疲劳的效果。

　　"所谓的认知疗法，是指通过咨询等方式来改变对疲劳的感知，借以学习与疲劳和平共处的方法。

　　"这部分的重点是，不能把身体的疲劳仅仅当作是肌肉的物理性损耗，而要把它看成一种大脑内部产生'疲劳感'的现象。之前有某项研究对具有重度疲劳感的慢性疲劳综合征患者进行了整合分析，结果发现，咨询辅导和运动指导这两种方法的治疗效果几乎一样[2]。

　　目前已知纤维肌痛综合征（Fibromyalgia）和多发性硬化症（Multiple Sclerosis）等疾病会导致患者具有重度疲劳感。对此，有报告指出，像治疗抑郁症一样对左额叶进行 TMS 经颅磁刺激可以有效治疗这种重度疲劳感[3]。并且，在罗伯特·辛普森（Robert Simpson）等人于 2014 年发表的整合分析研究报告中还介绍了正念改善多发性硬化症患者疲劳感的案例[4]。

　　"由此可见，治疗身体疲劳的关键在于'大脑'。接受过正念和 TMS 经颅磁刺激疗法的人都纷纷表示'大脑轻松多了'，这一点值得我们细细品味。

"对了,你知道美国一款名为'5-hour ENERGY(5小时能量)'的高咖啡因能量饮料吗?这款饮料在畅销之后引发了多起死亡案例。但令人深感讽刺的是,这款人气商品的发明者每天都在地下室里做冥想。或许他从一开始就知道能量饮料无法消除身体疲劳,必须要从大脑着手才行[5]。"

听到尤达大师的解释,我点头回答:"原来如此,看来身体疲劳终究还是大脑和内心的问题。"

这时,尤达大师稍微举起右手对我说:"改变对身体疲劳的认知当然不能完全消除疲惫。睡眠、运动、饮食等多个要素也是获得高质量休息的基础。"

防止大脑疲劳的饮食

"你眉心的皱纹好像消失了呢。"自从上周开始提前去伯父的"当下百吉果店"打扫卫生间后,又有人在背后跟我搭话了。这次是戴安娜。

由于周末的时候刚刚目击了她们母女的吵架,所以再次见到她总觉得有点尴尬。想必她也有同样的感觉,所以特意过来和我寒暄。虽然语调一如既往的冷淡,但这是我在这家店工作以来,她第一次主动找我说话。

"感觉你之前总是眉头紧蹙。"她继续说。

"啊，是吗？我完全没注意。"我回复道。也许这是每天练习"慈悲心"的效果。

戴安娜寒暄完之后并没有离开的意思，接着对我说："我家女儿也是这样……就是周末和我走在一起的那个孩子。今年13岁了，总是一副看谁都不爽的样子，也不愿意跟我聊天，遇到一点事不顺心就大发脾气。简直头疼死我了。唉，尤其她又没有爸爸……"

我这才知道她是单亲妈妈。对于离婚一事，她似乎没有任何遗憾，但是前夫一直不愿意支付孩子的抚养费，所以日常生活十分拮据。

戴安娜接着说："别担心，我不是抱怨这里的工资不够，只是我在别的地方也有兼职……真是抱歉，跟你啰啰唆唆说了一大堆，打扰你做事了。"

我什么都没问，戴安娜就自顾自地把自己的私事全都讲了出来。也许她一直想找个人好好倾诉吧，而我正好看到了她们母女吵架，这件事也就成了她找我诉苦的契机。看来她真的积攒了很多压力。

越是听她诉苦，我便越能理解为什么她之前总爱板着脸，还总是一副不耐烦的样子。生活如此忙碌，也难怪她会身心俱疲。

我叫住了打算转身离开的戴安娜，对她说：

"戴安娜，其实我一直很想再跟你道一次歉。当时我当着众人的面呵斥你是我不对。我自己身上也发生了很多事，所以内心非常暴躁。我知道这都是借口，但我真的不知道你的压力这么大……"

"好了好了，我已经不介意了。那时候很明显是我先犯了错，你批评我也无可厚非。"戴安娜整个人突然放松起来，甚至露出了微笑。细细想来，这是我第一次看到她笑。以前她总是化着浓妆板着脸，今天她放松表情后我才发现，她很漂亮，年轻时一定是个大美人呢。

~~~

戴安娜似乎从以前开始就对正念充满了兴趣，一个人收集了很多有关正念的资料。她还问我："你和卡洛斯他们在做的那个什么冥想，就是正念吧？"

这个问题引起了我的讲课欲望。我莫名兴奋了起来，决定把能够消除其压力和疲劳的研究资料全都告诉她。虽然这些都是尤达大师昨天才告诉我的。

我对戴安娜说："要想减轻压力的话，除了冥想之外，在饮食方面也有很多方法哦。比如吃素、餐食以谷类为主、吃一些能降低身体酸性的食物等。有数据显示，地中海地区的饮食习惯对减轻压力和心脏都大有裨益[6]。不过有很多方法都还没有足够的科学依据，所以还是要多加小心。"

在空无一人的后厨里，我对着戴安娜讲起课来。

戴安娜明显对此疑惑不解，于是问我："地中海地区的饮食习惯？"

我准备用一张清单来解答：

·最好每天都摄入的食物——蔬菜、水果、坚果、豆类、薯类、全麦谷物、鱼类、特级初榨橄榄油、芝士、酸奶。

·建议适度摄取的食物——鸡肉、蛋。

·尽量避免摄取的食物——红肉。

除了这张清单之外，我还解释道："据说限制热量和补充水分能帮助大脑消除疲劳。除了清单里的这些食物以外，水果和绿茶中富含类黄酮，人参、银杏等草药和鱼油中富含 Omega-3 脂肪酸[7]，这些物质都对大脑有正面影响。而且，有人认为调整肠道菌群对大脑有益，因此发酵食品也值得推荐[8]。

"另外，一定要注意避免肥胖，尤其不要冲动性进食。都说肥胖是疾病的温床，这话一点也没错。要知道，肥胖甚至可能会导致抑郁症。

"不过，正念对于抑制肥胖也有很大的帮助。如果控制不住自己想吃东西，可以尝试着把注意力集中过去，然后按照之前的方法践行正念。之前有研究表明，正念和认知疗法搭配实践后可以改变人类的饮食行为。另外，根据一项由二十多个研究汇编成的整合分析来看，有80%以上的研究表明，实践正念有效改善了暴饮暴食和情绪性饮食的行为。由此可见，正念的效果真的不容小觑[9]。"

　　戴安娜对正念的兴趣似乎比我还大，她一边听，竟然还一边记笔记。

让大脑恢复活力的五个习惯

　　看着她认真记笔记的样子，我继续说："最后，对消除疲劳感最必不可少的，就是运动。抑郁症患者容易身心俱疲，而适度的运动可以有效改善这种情况，达到相当不错的治疗效果（效果量在中等程度以上[10]）。目前来看，各项报告建议的运动频率最好是每周3～5次，并且要混合有氧运动和重量训练，运动强度要达到最大耗氧量的75%左右[11]。

　　"有很多报告都指出运动可以改变大脑。有数据显示，一些平均年龄在65～70岁的人将40分钟有氧运动（快走）坚持了一年之后，其掌管记忆的海马的容量增加了2%[12]。也就是说，大脑年龄年轻了1～2岁。看来无论多大年纪，都可以'再生'你的大脑呢。

"除此之外，我还推荐……"这么说着，我又列举了五种方法，这些全部都来自尤达大师的现学现卖：

①拥有随时切换开/关模式的仪式。比如，决定听完某首歌后开启工作模式、洗完澡后开启休息模式。（→务必通过特定的模式来严格区分工作模式和休息模式。）

②接触大自然。（→通过接触超越人类格局的非人工产物，把自己从日常生活和工作中解放出来。）

③接触美的事物。（→美的感觉可以直接作用于大脑的奖励系统和外侧前额叶皮质[13]。）

④培养自己埋头做一件事情的能力。（→专心致志做自己喜欢的事情会刺激大脑的奖励系统。）

⑤回老家看看。（→一般来说，成长的环境会让人平静，平静是焦虑的对立面。）

"我让我女儿试试。"戴安娜听完后温柔地说，"听说正念对孩子的叛逆期也有效果，是不是？"

确实如她所说。有报告指出，正念可以改善青少年的行为，并且能够修复亲子关系和父母亲的自信[14]。

虽然这节课也就上了 10 分钟，但戴安娜好像非常满意的样子。我们之间的芥蒂也仿佛从未存在似的。

不过，她接下来说的话让我大吃一惊。她说："我也许明白为什么老吉（吉郎，也就是我伯父）让你来帮忙了。我们集体排斥你的时候，他竟然低头跟我们道歉，让我们再给你一次机会。"

我完全不知道这件事。我一直以为伯父对我很冷淡，但没想到他私下里竟为了我跟自己的下属致歉。当时如果没有伯父的帮助，我肯定是回不去的。

"这家店会变成现在这样……"戴安娜继续说，"是从一年前老吉开除一起创业的伙伴谢尔盖开始的。从那之后，店里很多事情就变得乱七八糟，老吉也逐渐失去了斗志。他叫你回来，也许是因为他发现你和谢尔盖有相似之处。我觉得他可能把赌注押在了你身上。"

— 6 —

永别了，"猴子思维"
这样才能彻底消除杂念

每个月要专心"偷懒"一次

"小夏，看来你已经提前实践了'偷懒日'。"尤达大师一脸笑意地一边喝绿茶一边对我说。

偷懒日是世界知名的正念指导者释一行提倡的一种方法。他是一名来自越南的禅僧，在法国南部创立了一个名叫"梅村"的正念研修所。这家研修所设立了一个一整天只用于休息的偷懒日。当天不安排任何行程，参与者可以步行冥想、轻松地读读书、给家人写信，等等。

在上周的员工会议之前，我和伯父商议了导入"偷懒日"的想法。导入"偷懒日"当然不是让大家怠慢工作，而是让员工每月带薪休假一天，希望他们能专心照顾自己。

"伯父，我想你也注意到了，店里越来越忙了，客人也开始逐渐增多。但越是如此，就越需要大家好好休息。"我一边回想起戴安娜疲惫的脸庞，一边真切地对伯父提出我的想法。

和以前一样，我还是看不出伯父在想什么，而他对我的提议只说了一句"知道了"。

伯父向员工们宣布实行"偷懒日"的那一周，我就立刻请了假。因为只有我率先请假，其他员工才更好请假，不会觉得"偷懒日"名不副实。

难得休假一天，我本来想去耶鲁找尤达大师给我上课，但最终还是选择在家里无所事事度过一天。想来我之前连一分钟的冥想都做不到，看来我还真是进步不少呢。

~~~

在"当下百吉果店"里导入"偷懒日"当然是尤达大师的建议。"你不用担心这会造成大家偷懒拖延的习惯，偷懒和照顾自己是两回事。从你的描述来看，员工们本身其实是很认真的人，这种性格的人要稍微照顾一下自己才行。话说回来，结果如何？你自己尝试过偷懒日之后，有何感想呢？"

尤达大师和平常一样挠着他乱糟糟的头发，白大褂上的汗渍也一如既往。我和"当下百吉果店"正逐渐发生变化，而面前的他还是像原来那样邋邋遢遢。我一边喝着他给我泡的绿茶一边回答：

"这个……我也不知道到底算不算休息好了。不冥想的时候，脑袋就容易东想西想，回过神来才发现自己又开始苦恼研究进展和店里员工的事情。而且，每次都会想到同样的问题，思维一直在兜圈子。"

杂念会带来疲劳——消除"猴子思维"的方法

听闻我的烦恼，尤达大师对我说："那我们今天就开始学习驯服你'脑海中的猴子'的方法吧。"

"嗯？猴子？"我一脸疑惑地问道。

看着我不明所以的样子，他笑着对我说："是的，像你这样脑海里塞满各种想法的状态被称为'猴子思维'，就好像有一群猴子在你的脑海里吵吵闹闹一样。这种杂念一旦占据大脑，会导致大脑极易疲劳。毕竟在人体的所有器官中，大脑消耗着巨大的能量。

"如果摆脱了'猴子思维'，大脑就能够充分发挥它原本的作用，而且可以提高专注力、判断力、创造力和读写计算等处理能力。"

听完尤达大师的解释，我恍然大悟。如果按他所说，那估计我的大脑里住了十只猴子，它们一有空就吵闹不休。到底该怎么做才能让它们安静下来呢？

做完了平常的冥想之后，尤达大师平静地对我说：

"想象一下自己站在车站的月台上，这时有列车进站，车内坐满了名为'想法'的猴子乘客们。列车会稍作停留，但你仍站在月台上。过一会儿，列车载着猴子乘客们重新出发。像这样的列车接二连三地驶过，但你站立的位置保持不变，就这么一直待在月台上。"（见图6-1）

这个比喻到底有何意义呢？看着我一脸不解的表情，尤达大师满足地点点头继续说：

"也就是说，重要的是对'想法'一直采取旁观者的态度。听好了，人类这种生物总爱把'想法'当作自己本身。但是所谓的自己无非就是个容器罢了。把车站和列车视为同一物不是很蠢吗？同理，自己和杂念（想法）也是两回事，没必要等同视之。

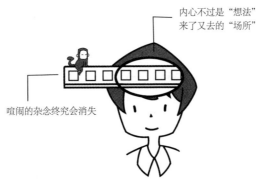

内心不过是"想法"来了又去的"场所"

喧闹的杂念终究会消失

重点是不要把"思考中的自己"和"思考的事情"同一视之

图6-1 内心是一个"杂念"往返穿梭的月台

"我们的内心就像一个列车来往穿梭的月台，无论哪一个型号的列车进站，月台本身是不变的。只要这样想，就能够保持自己的内心平静安稳。"

这样说来，我平时确实没注意过"思考中的自己"和"思考的事情"这二者的区别。在日常生活中，我一旦对某事耿耿于怀，就觉得自己陷入了万分苦恼之中。尤其是很容易纠结来纠结去，这让我觉得自己也像在兜圈子一样。

然而，其实我根本没必要和猴子一样坐上吵吵闹闹、拥挤不堪的列车啊！自己又不是那些列车的乘客。

尤达大师最后说："你可以通过这种想象在内心中创造一个自由的空间。实际上，心有余力的人是不会把'自己'和'想法'混为一谈的。任何想法都只不过是拜访大脑的一个过客，不可能一直住在大脑里。"

正念是"第三代"认知行为疗法

"老师，这也算是一种认知行为疗法吗？"听完尤达大师的解释，我好奇地问道。

"哈哈哈哈。"伴随着令人不舒服的大笑声，尤达大师点头说，"聪明，真不愧是我的首席弟子。"

虽然不知道自己何时成了他的弟子，但我对认知行为疗法多多少少有些了解。认知行为疗法是美国精神科医生亚伦·贝克（Aaron Beck）在 1960 年创立的一种心理咨询方法。也就是说，这种方法试图通过改变认知（即思考方式）来改善心理问题。尤达大师刚刚举的列车的例子，就是在试图改变我们对"思考"的认知方式。

人类由"思考·情感·行为"这三者构成——这个简单的概念是认知行为疗法的基础。而且，正因为简单，认知行为疗法才能够广泛应用于失眠、抑郁、焦虑、恐慌、厌食症、易怒、药物成瘾等各种情况中，其效果也得到了证实。目前来看，在心理咨询领域中，它的地位有如"国王"一般，不可撼动。

看我陷入思考，尤达大师开口说："这样说或许有些班门弄斧了，不过，认知行为疗法本来是以修正行为为主的行为疗法（第一代）。经过不断改进后进化为第二代，能够改正思考方式上的坏习惯，即能够基于一定的理论来改善认知偏差。之后，正念认知疗法作为第三代认知行为疗法，目前正逐渐普及中。

"诞生在美国的理性方法和起源于东方的正念相遇了。就像我刚刚对你说的那样，首先可以一边冥想一边客观地看待自己的认知。正念能够帮助你了解自己的思考习惯和认知方式。

"其次，配合传统的认知行为疗法，将自己的认知偏差写在纸上，然后对此进行修正。与正念结合后能让自己的思考习惯变得更容易处理。"

我没想到认知行为疗法已经和正念结合了。但是，从目前的情况来看，就算不特地融入冥想，只靠认知行为疗法应该也能充分发挥作用啊。

"看来你还是半信半疑啊。"尤达大师一眼就看穿了我的心思，于是继续解释，"和之前一样，我给你介绍几个研究报告吧。首先是牛津大学的研究组发表的报告，这个很厉害哟。"

他说完便拿出一份研究论文给我看，果然很令人钦佩和赞叹。这篇论文刊登在全球最著名的医学期刊上[1]。

这项研究将长期接受药物治疗的重度抑郁症患者随机分成两组：一组照常让患者服用药物，另一组则完全停药，接受每周两小时的正念认知疗法。经过长达八周的治疗后，对两组患者进行为期两年的追踪调查，想要确认哪一组的抑郁症复发率更高。

"没错，结果发现两组的复发率并没有明显差异"。尤达大师若有所思地说。

从某种意义上来看，这个结果让人大吃一惊。尤达大师目光炯炯地继续解释说："从结果上来看，服不服药对抑郁症的复发率没有明显影响。因此，目前已经渐渐避免对抑郁症患者使用药物治疗。话虽如此，但这项研究的对象毕竟是重度抑郁症患者，突然让他们停药，对于精神科医生来说非常冒险，而且复发的可能性并不低。

"尽管如此，我们还是能够得知，通过正念认知疗法进行的八周心理咨询能够获得和药物同等的治疗效果。可以说，这是一项证明正念认知疗法有效果的突破性研究。"

为什么总是会翻来覆去想"同一件事"？

"有没有什么办法在医疗以外的领域也应用正念认知疗法呢？比如说，有没有什么方法让我可以教给'当下百吉果店'的员工们呢？"我急切地问道。

此时，我的脑海中浮现着友美的脸庞。她是所有员工中最老实顺从的一个人，总是能毫无纰漏地完成所有工作，既不像之前的卡洛斯那样粗心大意，也不像戴安娜那样到处散播焦躁脾气。而且，开放冥想室后她很快就加入了冥想的队伍。总的来说，她是一个性格诚恳的人。

但是，友美仍然有令人忍不住担心的地方。卡洛斯和戴安娜践行冥想之后，一个失误大幅减少，一个表情柔和许多，然而和他们相比，友美没有什么明显的改善。她总是默默地完成工作，很容易被大家忽略。但仔细观察后会发现，她工作时总是一脸忧心忡忡的样子。

一月一次的"偷懒日"制度实施后，只有她一个人还没有请假。或许，现在最需要休息的是友美。

"能够用在'当下百吉果店'的方法啊……那我就来教你点特别的吧！"尤达大师有些兴奋地说。看来他今天很爱装模作样呢，是不是遇到了什么好事？

"你还记得我之前教你的压力呼吸化法吗（▷008页）？保险起见，我们一起复习一下吧，这个方法有三个步骤。"尤达大师带着我复习起来。

①一边冥想一边将造成压力的原因转化成词语或句子，观察身体的变化。

②将注意力集中在呼吸上，意识到当下。

③将意识扩散至全身，把呼吸导向紧绷的部分。

"嗯，在压力呼吸化法中，用句子或词语概括造成压力的原因是为了缓解身体的紧绷。不过，在此则是为了方便处理压力形成的原因，也就是思考（认知）习惯。"尤达大师解释说。

和练习压力呼吸化法一样，这时我想到的句子也是"研究进展不顺利导致内心焦虑"。

他接着解释说："像这样将思考习惯转化成一个句子的做法是非常有意义的。只要给扭曲的认知命名，就能够找到相对应的解决方法。

"你可能会觉得，内心的月台一定变得很混乱，会有各种型号的列车（杂念）进站，让你不堪其扰。但实际上很可能来来回回都是那几个型号的列车。一旦得知这些列车的名字，便能够判断'啊，又是这辆'，这样一来就能够沉着应对这些列车。"

"这也算是一种贴标签的方法吧？"我问道。

对于我的附和，尤达大师一脸堆笑着回答说："确实如此。那么，当这些被贴上标签的想法出现后又该怎么处理呢？一般来说，有以下这五种方法（▷ 012 页）。"

①扔掉"胡思乱想"：如果某种想法出现过太多次，就对自己说"我受够了！"，然后将这种想法抛出脑外。这种想法最简单，但效果不容小觑。

②找到例外：试着想一些不符合该想法的例子。一直出现同一种想法，是不是因为自己设置了相同的前提？一旦开始思考自己到底设定了怎样的前提，就能找到一些不符合该想法的例子。

③站在贤者的角度看待问题：想象一下，如果是你尊敬的人或历史上的伟人出现了和你同样的想法，他们会怎么做呢？

试着站在他们的角度上思考，把伟人的观点请进你的月台。

④**不要判断好坏**：正念的基础是接受原原本本的当下。出现的想法是好是坏都不重要，重要的是不要对此做价值判断，也就是不对此做道德评判。这是最基本的。

⑤**探索原因**：这个方法就是去找出为何该想法会不断浮现的原因。为什么那辆列车总是进入月台呢？那辆列车从何处而来呢？彻底查出其原因。造成某种想法不断出现的真实原因，其实是自己心中未被满足的愿望。这被称为深层需求。

让大脑深感疲劳的"道德评判"是什么？

"你的大脑里浮现了什么想法呢？"在百吉果店的后厨里，我对着闭起双眼坐在椅子上的友美平静地问道。

她稍微思考一下后，低声回答我："嗯……虽然说出来有些丢人，不过我总是做不好家务事。今天也是如此，家里乱糟糟的我就来上班了。老公每天在外面从早忙到晚，而我总是笨手笨脚，不能把家里收拾得干净整洁。"

"那么，现在尝试着用一句话概括这个想法。"我督促她给自己的想法贴上标签。结果友美说："我是个不会做家务的废物。"

对于她的总结我有些惊讶。我对她解释说："友美，现在你的脑海里总是浮现这种想法，首先让我们承认这个想法的存在。那么该如何进行修正呢？有好几种方法，不过其中最简单的是'不要判断好坏'。就算你确实做不好家务，也没必要把这点和'废物'联系在一起呀。话说回来，你家先生真的认为你是个'废物'吗？"

依我来看，友美这种觉得"自己笨手笨脚，是个废物"的想法完全是她的认知扭曲。至少从她在工作中的表现来看，没人会认为她是个"废物"。她这是对自己过于严苛了。

于是，我继续开导她："接下来，想想你尊敬的那些伟人。他们对于你的'我是个不会做家务的废物'这个想法会做何评论呢？没关系，你尽情想象就好了。"

友美想到的伟人是特蕾莎修女。到了冥想结束时，从她的表情来看，她的心情明显变得开朗了许多。

她对我说："小夏，今天真是谢谢你了。不知为何，我感觉心情轻松多了。就像脑海中少了一只吵闹的猴子一样。"

冥想结束后，友美平静地持续自省了一会儿，似乎在寻找自己的深层需求。

深层需求……我的深层需求又是什么呢？为什么我的内心

总是不断浮现对研究的焦躁不安呢？为什么我总是无法彻底舍弃对正念的排斥呢？

　　父亲的脸庞再次闪过脑海。关于这一点，我还不知道该怎么跟尤达大师说。

— 7 —

"愤怒与疲劳"之间让人出乎意料的关联性

"紧急模式"下的脑科学

别让大脑"被杏仁核挟持了"

我像往常一样来到尤达大师的研究室，坐在椅子上失落地低着头。他对沮丧的我说："好了好了，别这么垂头丧气的。"

尤达大师的课程已经进行了两个月，正念的效果正逐渐显现在卡洛斯、戴安娜、友美他们身上，"当下百吉果店"的客人也逐渐增多，我可以暗自松一口气。更重要的是，店里的氛围不再像之前那么死气沉沉了。

偏偏就在这时，麻烦又来了。准确地说，是我又发脾气了。

那天，卡洛斯、友美、戴安娜和我刚刚结束了早上的冥想活动，回到自己的工作岗位上为开店做准备。这时有一位员工在和我擦身而过时，用只有我能听到的声音低声对我说："你真是越来越像这家店的员工了，呵呵。"

回头一看，才发现说这话的是摆出一脸嘲讽样的布拉德。这当然不是在夸我，而是对逃离尖端脑科学研究室、回归耶鲁无望的我的讽刺。我拼命压抑住了自己的情绪，回复他说：

"是……是吗？我想快点让这家店步入正轨，然后回去做研究。"我好不容易才挤出这句话，但布拉德却继续恶意调侃：

"哎呀，我看你还是比较适合待在这里。不过，对我来说的话，来这家店不过就是赚点零花钱罢了。"

"布拉德，你说够了吗？请专心工作。"我一边压抑着颤抖的声音一边回答他。然而他的嘲讽还在继续：

"你现在做的那个叫什么来着？正念……是吧？我听克里斯说，你爸爸是和尚，怪不得你这么适合介绍这种'东方的神秘之物'呢！"

我忍无可忍，怒气在瞬间爆炸。我对着他放声大骂，语无伦次到不知道自己骂了什么。

突然之间"咣"地一声，餐具和食物散落一地。我好像把布拉德手里的托盘打翻了。

被这声音吓到后我回过了神，才发现所有员工正目瞪口呆地看着我。我一言不发地逃离后厨，从后门飞奔离开。

~~~

知道我情绪失控的原因后，尤达大师像往常一样给我泡了绿茶，轻轻对我说："愤怒其实是大脑为了保护自己而开启的一种'紧急模式'。之前跟你说过的杏仁核是这方面的'罪魁祸首'。杏仁核一旦受到来自外部的过度刺激，就会挟持大脑开始失控，这种情况被称为'杏仁核挟持'（Amygdala Hijack），而这就是导致愤怒的真实原因。杏仁核失控后会分泌肾上腺素，而肾上腺素会抑制大脑的思考活动，让人失去理智，就像你当时那样……

"由于愤怒是一时的情绪，导致发怒的原因也很复杂，所以目前在临床上很难治疗愤怒情绪。虽然最近有一种以认知疗法为基础的'愤怒管理'（Anger Management[1]）研究计划备受瞩目，但说实话其效果甚微。"

通过实践正念来管理自己——我的内心刚刚开始有这种意识。然而，一个布拉德事件，就轻松击垮了我好不容易建立的自信心。

用 RAIN 法应对来自大脑的"冲动"

看我情绪低沉，尤达大师一边安慰我一边对我说："处理愤怒情绪的正念方法叫作 RAIN 法（▷ 014 页），是以下四种方法的英文首字母缩写：

①Recognize：意识到愤怒情绪的产生。

②Accept：接受自己生气了这个事实。

③Investigate：观察自己生气时身体有何反应。

④Non-Identification：不要把愤怒情绪和自身混为一谈，与愤怒情绪保持距离。

"也就是说，首先要学会接受自己已经生气了的事实，然后将注意力放在身体的变化上，也可以像之前做的那样把注意力放在呼吸上。我之前说过很多次，呼吸是避免意识飘离当下的锚。

"这种做法不仅对愤怒情绪有效，对其他所有的冲动情绪也有效果。比如，当嘴馋想吃甜食、忍不住想吸烟这种冲动性欲望（即渴望，craving）如浪潮般涌来时，就一边接受这个事实一边观察身体的变化。

"戒烟的人学会这种方法后能大大提高戒烟的成功率。根据我之前提到过的那位贾德森·布鲁尔的研究报告来看，利用正念戒烟的成功率是普通情况下的两倍[2]。他还根据这项研究结果开发了一个名叫'Craving to Quit'的手机软件，据说反响不错很赚钱呢。"

我认真思考着尤达大师所说的 RAIN 法，暗暗下定决心，以后绝对不能再犯相同的错误。就在这时，尤达大师伸出食指对我说：

"你平常是个很认真的人，但你不要忘了，愤怒情绪来自'过于勉强自己'。想象一下你正在登山，此时你会看哪儿？"

越是重视目标的人，越要对"愤怒"保持警惕

"嗯……难道不是看山顶吗？"我回答说。

"是啊，一般来说肯定是盯着山顶。不过这样做是不是过于关注目标了呢？这种一定要竭尽全力完成某件事的情况被称为'目标导向'。小夏，你毫无疑问是这类人啊。听好了，登山的时候也要注意欣赏周围的风景，别忘了脚边的那些花花草草呀。过度的'目标导向'会让你的生活状态过于紧绷，这样一来就很容易滋生愤怒情绪。

"不知道你有没有听过这个实验，它的研究对象是一些立志成为牧师的学生。首先将这些学生分成两组，对其中一组学生说'请在××点前到下一个教室'。同时也通知另外一组去下一个教室，但不要求具体的时间。然后两组学生在换教室的时候都遇到了寻求帮助的人。结果显示，被要求准时到的那组学生没有对遭遇困难的人伸出援手。

"他们的人生目标是成为牧师，按理说应该不假思索地帮助他人才对。不过，一旦有强烈的目标感和任务感，就容易过分在意目标的达成而忽视了牧师这份职业的本质。"

~~~

之后一周的早上，前往"当下百吉果店"的我的内心再度回归平静。走到有红绿灯的人行横道时，正好遇到了红灯。之前的我肯定会焦急地看着手表或手机，但这次我抬头望向了天空，感受清晨的宜人空气和清爽的蓝天。回过头来一想，自从来到美国之后我好像从来没有抬头看过天空。

"等红绿灯真是赚了呢，可以抬头看看天空。"这种想法是我之前从未有过的。突然之间，我觉得乖乖遵守尤达大师建议的我有点可笑，不过他的方法真的很有效果，我的内心因此不再紧绷。

趁着店里的员工正聚集在一起，我向他们低头道歉，最后也向布拉德表达了歉意。他还是像以前一样，总是一脸嘲讽，好像没打算接受我的道歉。

"这人有完没完啊！我都已经道歉了他怎么还这样！"突然之间，这种全身气血直冲大脑的感觉再度袭来，不过，多亏了尤达大师教我的 RAIN 法，我感觉自己的情绪正一点点稳定下来。

不知道是不是因为我毫无变化的脸色让布拉德很失望，他看起来一脸不爽的样子。不知道他又打算说一些什么难听的话。

就在这时，克里斯突然抢在布拉德之前开口对我说："谁都有忍不住发火的时候啦。"

虽然克里斯不像之前那样公然排斥我，但和我一样厌恶东方事物的他从没参加过早上的冥想。这个时候他开口说话为我解围，着实让所有人吓了一跳。

"我也有忍不住发脾气的时候……"他又补充了一句。

我不由自主地望向克里斯，发现不知道接下来该说什么的他羞红了脸并垂下眼睛。我非常能理解他此刻的心情，他和我一样，都被严厉的父亲抚养长大，看着我被布拉德激怒，他应该也想到了些什么吧。

~~~

几天后的一天夜里，刚过 10 点，我的手机响了。

看到来电人是我妈妈的那一瞬间，我的脑海里飞速闪过无数种想法。好不容易我才接起电话：

"夏帆？"

很久没听到妈妈用京都腔喊我的名字了。不过她的语调让我有种不祥的预感。

"你爸爸的病……可能治不好了。求求你快回家吧。"她吞吞吐吐地说。看来，在我来美国前夕才发现的癌症，好像在父亲身上以超过预期的速度恶化着。父亲的病情似乎很糟糕，然而我一句话也说不出来，只是沉默。

"夏帆？夏帆？"电话那头传来妈妈急切的声音。

"妈妈，对不起。我……不能回去。"我匆忙回应后就挂掉了电话。

躺在房间床上的我盯着天花板，耳边似乎还听得见母亲轻轻的啜泣声。

— 8 —

复原力的脑科学
冥想会创造出"不屈不挠的内心"

冥想能建立起最强战队

这周的第一个工作日，我照常去上班，结果刚到"当下百吉果店"就听到了一个熟悉的笑声。回头一看，竟然发现了尤达大师的身影。不过他没有穿那件沾满污渍的白大褂，而是穿了一件破旧的皮夹克。

"尤……尤达……啊不，格罗夫教授！您怎么来了？"我有些惊讶地问道。

"当然是来吃百吉果呀。我是客人，客人，哈哈哈哈。"

虽然我知道这位老先生一向不走寻常路，但没想到他会在这个时间点到店里来。这时，有一个身影突然站到目瞪口呆的我面前，对尤达大师说：

"欢迎光临，您想吃点什么呢？"一边欢迎尤达大师一边端水上桌的不是别人，正是担任服务员的布拉德。

显然，尤达大师也认出了布拉德，有些兴奋地对他说：

"哎呀，是布拉德呀！好久不见。我听说你的研究进行得很顺利，真是太棒了。这好消息都传到我这儿来了。"

"是啊，托您的福，下个月应该就能告一段落。对于这次的研究我在考虑要不要申请专利。"布拉德一反常态，在尤达大师面前毕恭毕敬地回答道。

原来他是见人说人话、见鬼说鬼话的家伙啊。不过，尤达大师一直笑着回应他，虽然脸上布满了皱纹。

仔细想想，这二人之前认识也是合乎常理。虽然研究室不一样，但都属于耶鲁大学医学院，在学会上多多少少应该也打过照面。不过，为什么我之前没意识到这件事呢？

尤达大师也真是，认识布拉德怎么也不跟我提前说一声啊。

不知是不是注意到了店内气氛的变化，伯父也从后厨走进大厅，一边说着"欢迎光临"，一边笑着欢迎尤达大师。

打完招呼之后，伯父接着说："格罗夫教授，一直以来夏帆受您照顾了，我是他的伯父吉郎。我这侄女的个性比较强，还请您好好教导。"

这怎么看都不像伯父会说的话，不过尤达大师还是用力点头。

"小夏和布拉德在耶鲁都是优秀人才，没想到他们都被你网罗来了，看来吉郎先生真是幸运，哈哈哈。"尤达大师说罢高声笑着，看起来他的心情十分愉悦。

"吉郎先生，你简直就是'当下百吉果店'的菲尔·杰克逊（Phil Jackson）。"

高中时期在学校里参加过篮球社团的我，当然听说过这个名字。菲尔·杰克逊是美国职业篮球联赛NBA的著名教练，他曾多次带领迈克尔·乔丹所在的芝加哥公牛队和科比·布莱恩所在的洛杉矶湖人队取得大赛冠军。

尤达大师继续解释说："杰克逊巧妙地管理着乔丹和科比这种能力超群的明星选手。因为一旦个性突出的球员在比赛中太过自我，那基本赢不了什么比赛。就像小夏和布拉德他们俩，如果不互相配合携手合作的话，吉郎先生您应该很头疼吧，哈哈哈哈。"

"哪有这回事，我并没做些什么……"伯父像往常一样面无表情地简单回答道。

看来尤达大师真是一个让人不能掉以轻心的老先生，他明明知道我和布拉德之间剑拔弩张的关系，也知道我伯父是一个毫无干劲的老板，却偏偏跑来店里说这一番话。

思前想后，我还是没弄懂尤达大师来这里的目的。而不知何时他竟然开始在店里给大家上起课来：

"在领导一个团队或组织时，有时候'自我'是一种妨碍。

据说日语里有一个词叫'灭私'，意思是无私（selflessness）。

"小夏，之前我跟你介绍布鲁尔的研究时，说过正念冥想可以降低掌管自我执念的后扣带皮层的活动量（▷081页），这个概念你还记得吗？如果抑制了后扣带皮层的活动，理论上那种'我自己如何如何，我自己能够怎样'的自我执念就不太容易出现。从这点来看，正念有可能会促进团队之间的合作。我认为这就是很多一流企业开始引进冥想的理由之一。另外补充一下，菲尔·杰克逊教练也以禅师的名号而闻名哦。"

周围的客人好奇地看着尤达大师，想看看这位老先生到底要做什么。尽管他讲得十分忘我，但没过多久，尤达大师似乎就注意到了店里的氛围变得有些奇怪。

"啊……糟了糟了。一不小心就讲起课来了，哈哈哈。"他有些尴尬地笑着，像往常一样抬起手挠挠他乱糟糟的头发。这时我才发现他胳肢窝那儿的皮夹克竟然破了一个大洞。虽然他本人好像对此毫不在意，作为他学生的我却觉得有些丢脸。

之后，布拉德殷勤地帮尤达大师点完餐送上百吉果后，就再也没离开他身边。他们俩亲密地聊了很久，这让我很不爽。

尤达大师也真是的，居然说我和布拉德携手合作这种鬼话，我跟他怎么可能会合作……

复原力真能塑造出"有恢复能力"的大脑吗?

就在尤达大师突然拜访"当下百吉果店"的前一天,我像往常一样去纽黑文的地下研究室找他。我要告诉他一个好消息和一个坏消息。

好消息是,"当下百吉果店"的经营状况日益改善,全体员工都能亲身感受到这种变化。

我想起来自己第一天到这家店的时候,店里死气沉沉、店员态度冷漠、经营状况糟糕、东西难吃至极……而现在呢,店内整洁明亮,店员工作机敏伶俐,卡洛斯几乎不再犯错,友美和戴安娜也笑容可掬地在大厅服务客人。显然,这一切都是正念的功劳。

正念的效果不仅体现在表面,也如实地反映在店里的业绩状况上。我们的营业额连续四周稳步上升,如此一来,相信很快就能恢复"当下百吉果店"之前的繁荣状态。我对店里的发展充满了信心。

然后,坏消息是……我们即将遭遇强劲的竞争对手。我气愤至极,明明很快就能完成"当下百吉果店"的改造了,结果在离店 50 米的地方新开了一家大型连锁咖啡店。而且这家店的主打商品也是百吉果,这不是在抢我们的客源吗!

一旦这家店开张，肯定会抢走我们的客人，营业额也会大幅度削减。即使是相当乐观地预估，也很有可能会给员工减薪，严重的话甚至可能会裁员。如果真是这样，势必会造成员工们消极怠工。

　　大家真的能度过这次危机吗？

　　听完我的报告，尤达大师平静地说："嗯，确实遇到了危机……"

　　正在我思考店里遇到的麻烦时，尤达大师问我："小夏，你听说过复原力（resilience）这个词吗？"

　　我之前对复原力稍微有点研究，这个词本来是物理学词语，意思是"恢复力"。在物理学中，"恢复力"的意思是：因承受压力而变形的物质试图恢复成原本形状的力量。而当这个词应用于正向心理学的领域中后，就表示应对心理压力、试图恢复自我精神的力量。

　　复原力较低的内心在承受一定的压力后就会崩溃，只要提高复原力，就会拥有百折不挠、如竹子般的"有韧性的内心"。

　　听完我对复原力的解释后，尤达大师满意地点了点头。"像'9·11'那样的恐怖袭击和日本'3·11'大地震之类的灾害肯定会给人造成心理创伤，十分考验一个人的复原力，除此之外，一些个人层面上的压力也会考验一个人的复原力。如刚刚所说，复原力是保持内心平静的能力，从这个意义来看，它是大脑获得休息的基础。

"我们都知道，在战场上经历过大量死亡、轰炸和破坏行为的军人们在退伍后往往会遭受极大的心理创伤。不过，有的人可以从这种创伤中重新振作起来，有的人则不行。在离耶鲁大学最近的退役军人医院里有一个国立 PTSD 中心的临床脑科学部门，该部门以耶鲁大学的研究人员为中心，一直在进行复原力的研究。话说你知道怎么提高复原力吗？"

对于尤达大师的提问，我迫不及待地回答道："常见的方法是保持乐观的态度。我之前读过一份研究报告，当中提到乐观的态度能够改变大脑前扣带皮层的活动量[1]。而抑郁症等患者的前扣带皮层部位普遍异常[2]。因此，我们可以认为，对任何事情都乐观对待、积极应对的态度能够修复前扣带皮层的活动，帮助患者塑造坚韧的内心。

"还有，据说与其他人的交流，也就是所谓的社会支持（Social Support）也可以增强复原力。"

"太棒了！不愧是小夏。"尤达大师一脸满足地回应说，"与他人持续且广泛的交流，或者与有同样经历的人之间的相互支持等有助于培养复原力。有数据显示，社会支持能够抑制分泌压力荷尔蒙的下丘脑－垂体－肾上腺轴（hypothalamic-pituitary-adrenal axis，简称 HPA）的活动[3]。并且，天生有抑郁基因的小孩子即使受到了虐待，只要与人有稳定的交流，其发病风险也会降低。由此可推测，社会支持等环境因素会对基因的显现产生影响[4]。

"曾领导复原力临床研究的原耶鲁大学研究员丹尼斯·查尼（Dennis Charney）也提到过，在越南被俘虏的士兵们会用密码敲击单人牢房的墙壁，和同伴们互相加油打气，鼓励自己活下去[5]。可以说这也算是一种社会支持。

"除了社会支持之外，查尼还指出思维的灵活性（比如苦难是成长的财富）、道德标准和信念（包括灵性和信仰）等都是能够促进复原力发展的特质。"

"原来如此。"我一边点头一边回应，"也就是说，复原力是可以后天培养和强化的，是吗？"

尤达大师也点点头说："没错，真不愧是小夏，一语中的。看来你随时都能回去做研究了。哦，对了，有个很重要的方法差点忘了告诉你。"

我吞了吞口水，迟疑地问："难道是和正念有关？"

"太棒了！"尤达大师咧嘴笑了起来。

"复原力 × 脑科学"的结论是正念？！

据尤达大师所言，关于复原力的脑科学机制已被纽约的西奈山医学院研究得十分透彻[6]。

他详细解释说："他们有一项老鼠实验。首先将一群有攻击性的老鼠和正常的老鼠长时间放在同一个笼子里（但没有身体接触），让正常的老鼠积累压力。

"后来发现，明明承受了相同的压力，但有的老鼠可以毫无顾忌地主动接触具有攻击性的老鼠，有的老鼠则不行。研究人员认为，前者是具有复原力的老鼠，而后者是不具备复原力的老鼠。

"那么，那些内心坚韧的老鼠脑内又发生了什么呢？

"一般来说，在承受巨大的压力时，于获得奖励时运作的大脑部位（中脑腹侧被盖区，Ventral Tegmental Area，简称VTA）的多巴胺系统会被活性化。然而，在较具复原力的老鼠的脑内，则是与预设模式网络（DMN）的主要部位——内侧前额叶皮质的联系会得到强化，从而使试图恢复脑内平衡的组织开始运作。

"这种情况下引发的脑内机制，与正念减轻压力的原理有相同的地方。根据西奈山医学院的研究数据来看，内侧前额叶皮质和腹侧被盖区的联结部分与复原力有关，而就如我们先前已讨论过的，这个内侧前额叶皮质正是正念所作用的地方[7]。"

"也就是说，正念冥想具有提高复原力的效果？"我急切地问道。

"没错，就目前的研究情况来看，是有这个可能。除此之外，正念也有可能控制压力反应和调节压力激素哦。"尤达大师回答道。

在困境中依旧保持内心平静——平和心

"所以，我今天要教你一种可以锻炼复原力的方法，叫作平和心（equanimity）。"

我像往常一样坐好，将注意力集中在呼吸上。虽然才过一会儿我就开始担心起"当下百吉果店"的将来，不过我最终还是将意识重新集中在呼吸上。就这样持续冥想了 10 分钟左右，尤达大师开口对我说：

"嗯，你现在试着想一下你在意的和担心的事情。如果出现焦虑情绪，就在心中默念以下句子：

'世间就是如此。'

'要接受事物最真实的样子。'

"你就不断重复这两个句子就行。正念能够让杏仁核镇静下来，还能抑制下丘脑－垂体－肾上腺轴的活动。如此一来，副交感神经的活动量会占上风，也就建立了对压力的抵抗力与内心的平衡。当然，这也能抑制DMN的过度活动。

　　"如果这样还是不能使内心平静下来的话也没关系，只要接受现状就行。"

　　其实，我根本不用主动寻找什么我担忧的事情，毕竟从一开始我的意识就一直在想"当下百吉果店"的经营问题。看来我要学会接受目前的这种状态。

　　尤达大师接着解释说："虽然如何度过苦难是人生的一大难题，不过我想说的是，其实大部分苦难都因为我们对未来的焦虑而被夸大了。有些事情确实让人焦头烂额，但有些烦心事也许并没有什么大不了的。在大多数情况下，那些内心复原力无法解决的问题，根本就是不属于'当下'的东西。反过来说就是，专注于当下才是提高内心复原力的最明智做法。

　　"小夏，你应该听说过超级马拉松吧？这项体育竞技的跑步里程是正常马拉松比赛的好几倍。面临这种严峻考验的运动员，其心理状态和复原力的本质有共通之处。比如说持续性、永无休止的好奇心、对失败的无所畏惧、勇敢、对痛苦的忍耐力等各式各样的特征[8]，不过，其中最值得一说的是'专注眼前每一步的能力'。为了在这种极其漫长痛苦的竞赛中不半途而废、跑完全程，需要一种专注于当下、忽视后续之事的能力。而正念正是帮助人边跑边休息的高效方法。"

"当下百吉果店"的未来确实不乐观，更确切地说，一旦竞争对手开店，店里的前景可谓是一片暗淡。

但是，若是因此就对未来感到焦虑、担心不已的话，未免也太傻了点。毕竟焦虑和担忧只会给大脑增添负担罢了。既然知道这样下去不行，就应该采取行动、拟定对策，在此之前真没必要烦躁不安。

~~~

在第二天一大早的例会里，我向大家简单说明了情况：大型连锁咖啡店将在附近开业、预计短期内店里的业绩会因此降低，长此以往本店可能会经营不下去，等等。

在最后，我补充说：

"我们需要制定对策来应对这些情况。不过，希望各位先把目前的工作和眼前的客人放在第一位，不要把宝贵的精力浪费在对未来的担忧上。我们先存着力气应对之后的变革吧。"

然而，大家对此没有什么明显的反应，我不知道他们有没有真正理解我说的话。虽然没人在现场大声嚷嚷，不过有可能明天就有人另寻工作了吧。

例会结束后，戴安娜跑来跟我说：

"不知怎么，我觉得我们之前那种全员一心的感觉又回来了，就像谢尔盖还在店里时一样。小夏，这可多亏了你！"

这是我第二次听到谢尔盖这个名字。身为"当下百吉果店"共同创业者的他和伯父之间，到底发生了什么事呢？

为了了解店里的过去，我对戴安娜说："戴安娜，很抱歉，今天下班后能留点时间给我吗？我想问一下店里以前的事情。"

— 9 —

从大脑来治疗身体
副交感神经的训练

"竞争"是最让大脑疲劳的事

之后，我把从戴安娜那里听到的一切原原本本地告诉了尤达大师。除了伯父外，戴安娜是唯一一位从开店之初就在店里工作的员工，所以她知道很多事情。

听完我的转述，尤达大师说："嗯，原来如此。看来这一切都是从你伯父和谢尔盖不和开始的。小夏，你也是这么认为的吗？"

"没错，我也这么认为。"

据说伯父年轻时在美国做过各种各样的生意，但是全都以失败告终，只有"当下百吉果店"不一样。而其中的最大功臣就是曾在"当下百吉果店"里担任厨师长的谢尔盖。

伯父拥有优秀的决断力和行动力，而谢尔盖职业素养超群、性格一丝不苟，两人组合起来可谓无敌。他们从原来的犹太人店主手里买下了这家店之后，便开始了顺风顺水的经营。

"那时候，你的伯父和现在完全不一样。店里超级忙，大家也都热心工作。我是说谢尔盖还在的时候。"戴安娜望着远方回想当时。

不过，据说创业五年后，一向顺风顺水的店里开始出了差错。不是说经营状况不好，而是伯父希望进一步扩大"当下百吉果店"的经营范围。但是那时店里的营业额已经到了极限，无论采取什么样的决策，只能暂时提高营收，无法获得稳定增长。

伯父不甘心，他认为这样下去会被竞争对手超越，所以想要拼命提高百吉果店的竞争力。一心这么想的伯父，决心降低百吉果的售价和原材料成本。

这时极力提出反对意见的，正是谢尔盖。一直以来，两人合作无间，谢尔盖又是店里不可或缺的最大功臣，伯父没想到会被他公然反对，于是变得更加固执。

就这样，坚持赢过竞争对手的经营者和不肯降低百吉果品质的前厨师长之间渐生嫌隙，矛盾日益加深。

后来，坚持实行降价和降低生产成本决策的伯父趁机开除了谢尔盖。据说，基于专业厨师长的尊严，谢尔盖本来打算自己先离开的。

这些都是一年前的事。至于伯父当时的决策是否正确，不是我这个不懂管理的外人可以妄加评判的。

不过，就结果来看，"当下百吉果店"的营业额确实因这件事而极速下滑。尽管降低了价格，却没能吸引新客人，又因为百吉果的味道大不如前，老顾客也不再光顾。一些仰慕谢尔盖的员工们都在内心责怪赶走他的伯父，店里的气氛变得越来越压抑和紧张。

就在此时，我这个"店长的侄女"突然冒出来，还说要改造这家店，甚至还搞出了一堆事情……

"也就是说，在'当下百吉果店'的经营状况跌到谷底、糟糕至极的时候，你作为改革者出现了？"一直默默听我讲故事的尤达大师一脸愉悦地说道，而且一如既往地戳中我的痛点。

不等我回话，他继续说："但是，最痛苦的或许是你的伯父吉郎先生啊。好不容易开起来的店因为自己的失误给毁了，还赶走了重要的合作伙伴。他应该十分后悔吧？

"人类是偏爱争斗的生物，总是想着要在某方面取得有利地位。看来吉郎先生当时既不想输给竞争对手，也不想输给谢尔盖。但是，这种不想输的情绪最耗费大脑的能量，最容易让大脑精疲力竭。你的伯父可能已经快要抑郁了。"

尤达大师的这番话突然点醒了我。这么说来的确如此，只要想象一下伯父被失望折磨得有多惨，就能理解他为何总是无精打采了。也许最需要让大脑休息、最需要正念的，是我的伯父。

为什么要和"疏远的人"联络？

尤达大师接着解释说："讨论复原力的时候，我曾说过社会支持的重要性。在与幸福程度相关的调查中，也发现与他人保持联系这项因素十分重要。哈佛大学从 1938 年开始，以包括在校生在内的 724 人为对象，持续进行了为期 75 年的追踪调查，最近终于发表了调查报告，这项报告在正向心理学的地位犹如金字塔[1]。

"结果发现，就提高幸福程度来看，和他人保持良好和稳定的关系比身体健康等诸多因素更能使人感到幸福。而且，人际交往的良好关系对记忆能力和寿命也有积极影响。由此，研究人员推测，与疏远已久的人重获联系应该也有正面影响。

"正如小夏你所说，你伯父现在最应该做的是想办法重新修复和谢尔盖的关系。"

在听尤达大师说话的过程中，我的火气越来越大。我真的很怕变成伯父那样，我不想输给任何人。好不容易来到美国，怎么能输！

不知为何，脑海中突然想起布拉德嘲笑我的样子，那股惨败的懊悔情绪涌上心头。

就在这时，我突然想起昨天的事，赶忙问尤达大师："老师，先不说这个。您之前为什么没有告诉我？"

"告诉你？告诉你什么？"尤达大师面对我的逼问不为所动，一脸无辜地摸着他那乱糟糟的头发反问我。

"老师，您不要装傻，就是布拉德的事啊。您昨天来店里的时候不是和布拉德聊得很开心吗？看来你们关系不错，为什么之前没告诉我？"我用质问的语气一口气说完了这些话，但尤达大师依旧面色镇定。

"哈哈哈哈，这个啊，我和他确实比较熟，我从始至终都没瞒着你啊。"

"那为什么知道我被布拉德嘲讽了还一脸淡定的样子呢？老师您到底是站在哪一边的？"

冥想是对"疼痛"有效的脑科学程序

说到这时，我的胃部突然一阵疼痛，痛得忍不住叫出声来。其实从几天前我就开始胃痛，这显然是压力造成的。尤达大师看到我这副样子后对我说：

"布拉德的事情我们下次再说吧。我看啊，你这是压力造成的胃痛，那我今天就教你专注于身体感觉的方法好了。在这之前先给你介绍几个相关的研究。"

尤达大师慢悠悠地拿出平板电脑，开始挑选论文。

"我们都知道正念对身体有效，因为它可以通过改变大脑的状态来间接解决身体的问题。

"比如说，正念的领军人物乔·卡巴金从20世纪70年代就一直主张，对于慢性疼痛、干癣（皮肤病）、热潮红（患者会出现潮红、发热等更年期症状）、纤维肌痛综合征（伴随疼痛和疲累的疾病)等各种各样的身体问题,正念减压疗法（MBSR）颇为有效。例如，据说用紫外线治疗干癣的方法配合正念使用后，病情的改善速度提高了约3倍[2]。

"另外，正如你所见，正念对于联结内心和身体的自律神经也有积极作用。有数据表明，在经过5天的冥想训练后，副交感神经的活动量会增加，也就是说，正念具有让身体冷静下来的效果。

"在这方面，负责认知、情感、调整自律神经系统的大脑前扣带皮层部位发挥了很大的作用[3]。"

大脑的状态会通过自律神经和激素反映到身体上，也就是说，身体和内心是联结在一起的。既然如此，我想尤达大师想要表达的，应该是正念对治疗我的胃痛也有效果吧。

他接着解释说："从这点来看，正念对缓解疼痛是有效果的。那为什么说冥想能够改善头痛呢？首先，在进行正念时，能够控制疼痛的前扣带皮层和岛叶的活动量会增加，而负责管理身体感觉的感觉区的活动量则会降低。一般认为这是冥想对缓解疼痛有效的短期机制。

"但有意思的是，对于有经验的冥想者来说，其前额叶的活动量会降低，岛叶和感觉区的活动量反而会增加。

"对此，研究人员推测，长期实行正念者的大脑不是由前额叶来有意识地控制疼痛，而是能够接纳疼痛本身并加以处理。之前说过，在应对焦虑情绪时，有经验的冥想者不是从前额叶由上而下地抑制杏仁核，而是让两者产生平衡（▷102页）。同理，在应对疼痛时他们也会实现这种状态。看来大脑还真是时时都能发生改变啊[4]。"

能让身体恢复活力的"扫描全身法"

最后，尤达大师教了我一种对疼痛有效的冥想方法——扫描全身法（▷020页）。大致总结一下后，可以分成以下几个步骤：

①平躺（也可以坐在椅子上），闭上眼睛，将意识集中在身体与床、地板、椅子接触的感觉，以及被重力吸引的感觉。同时也要关注腹部随着呼吸而上下起伏的感觉。

②将注意力往下集中至左脚尖，注意感受脚接触鞋子和袜子的感觉、脚趾之间相互接触的感觉等。

③从脚尖开始"扫描"。吸气时，想象空气从鼻子进入，通过身体前往左脚尖的感觉。吐气时，想象在左脚尖的空气经过身体后从鼻子呼出的感觉。

尤达大师认为，在身体的各个部位都可以使用这种方法。

"这就像是您之前教我的压力呼吸化法的全身版嘛。"我忍不住对尤达大师说。

"确实如此。就是把温和平稳的好奇心导向身体的各个部位，然后感受各个部位的感觉。小夏，你现在试着把注意力集中在有疼痛感的胃上试试。"他以一脸皱巴巴的微笑点点头，如是回答我。

我乖乖听尤达大师的话，细致地感受胃部的疼痛感。

这时，他问我："你有注意到什么吗？比如说疼痛感是固定不变的吗？"

经他提醒，我才发现胃部的疼痛感有起伏波动，并不是一成不变的。也许是因为我一心想着"不能被胃痛打倒"，所以总是尽可能地逃避、不敢正视这种疼痛感。

接着，我又持续做了一会儿扫描全身法，结果我完全无法掩饰对其效果的惊讶：

胃痛的感觉确实不太明显了，最神奇的是整个身体就像做过 SPA 一样，感觉焕然一新。突然之间，我开始切身感受到了尤达大师那句"正念是最好的休息方法"的具体含义。

尤达大师接着对我说："扫描全身法不仅可以应对疼痛，对缓解身体僵硬和疲劳倦怠也非常有效果哦。如果有哪个部位感到疲劳，比如如果觉得脖子很僵硬，就可以将注意力导向该处。另外，在扫描的过程中，也要注意自己的感受是如何发生变化的，不要忽视这种变化。"

"原来如此，这也算是一种认知疗法的效果吧。"我回答道。

其实，我还在日本的时候就一直饱受慢性肩颈痛的困扰。到美国后，我甚至觉得这种肩膀酸痛再也好不了了，这种扭曲的认知一直深深地扎根在我的脑海中。从矫正我的错误认知这点来看，扫描全身法的效果很值得期待。

~~~

第二周的一大早，我就直截了当地对伯父说："伯父，一年前的事情我都听说了，你和谢尔盖之间的事。"

"这都是过去的事情了，现在他已经不在店里了。反正他不在，店里也能照常经营。夏帆，我承认你来了之后店里的生意好了很多，但你也不要闲着没事来管以前的事情。"

伯父明显摆出一脸被惹毛了的表情。不过，总是面无表情的伯父竟然如此一反常态地露出如此情绪化的一面。惊讶片刻后，我定了定神对伯父说：

"店里也能照常经营？伯父，你是认真的吗？恐怕那家连锁咖啡店开业后，你就说不出这种话了吧。我想伯父你内心应该也很清楚，现在的'当下百吉果店'需要谢尔盖的帮助。"

"闭嘴！他来了之后就能变好？你怎么知道这家店接下来会变成什么样子！"平常总是有气无力的伯父突然之间对我破口大骂，吓得我不由自主地缩起了身子。然而，看起来最受惊吓的好像是伯父自己，他那被胡茬包围的嘴角止不住地颤抖着。

我重新整理了一下心情，冷静地分析说："我是真的想重新振兴'当下百吉果店'的经营状况。我不想像伯父您一样经历一直失败的人生。对您来说这也是难得的好机会，不是吗？既然如此，为什么您要放弃呢？为什么不能对着谢尔盖说'我们再努力一次'呢？"

伯父沉默了好一会儿，耳边只听到厨房里冰箱的风扇声。

"我也知道，现在这个情况多半是因为我固执己见造成的。而且……"伯父默默地流着眼泪，似乎在犹豫要不要继续讲下去。

"而且，谢尔盖和那个人……也就是夏帆你爸，两个人一般大。做事认真可靠的谢尔盖简直和你爸爸一模一样。我不愿意继承家里的禅寺，抛弃一切逃到了美国，而你爸爸，也就是我弟弟，从以前开始就认真负责，担任住持工作，我总是觉得对不起他，更觉得自己不如他。因此，当那时被谢尔盖公然反对后，我陷入了一种'身为哥哥的我绝不能输'的情绪中。真是可悲啊……"

伯父垂头丧气地坐在椅子上，我站在他的对面，不知作何反应，也不知如何安慰他。但伯父的心情我完全能够感同身受，原来他和我都遇到了同样的问题。

这时突然"咔嚓"一声，后厨的门被打开了。站在那儿的是戴安娜，还有谢尔盖。

我至今难忘伯父那时的惊讶表情。

"真对不起，老吉。"谢尔盖只说了这一句。

他好像在门后听到了我和伯父之间的对话。不过我们是用日语交流，他不可能听得懂，应该是看到伯父表情的那一瞬间明白了这一切。

听到谢尔盖道歉的伯父忍不住泪流满面，他朝着后厨的门走去，紧紧地拥抱了谢尔盖，一边痛哭流涕一边对谢尔盖说：

"该道歉的人是我，是我太笨了。真的对不起，谢尔盖。希望你能再帮我一次，拜托你了！"

就这样，两个大男人抱头痛哭。一脸疑惑的我望向戴安娜，发现她也是稍有不解地露出浅浅的微笑。

~~~

如果没有戴安娜的倾力相助，这个和解就不可能实现。事实上，在上完尤达大师课程的第二天，我便联系了戴安娜，和她一起去拜访了谢尔盖。

幸运的是，谢尔盖那天正好在家。我把"当下百吉果店"的现状和面临的危机全都告诉了他，并且表示希望他能再回到店里助我伯父一臂之力。结果我们被毫不留情地拒绝了，不过这也在我的意料之中。

最后是凭借着戴安娜的三寸不烂之舌，并且保证绝不和吉郎见面这个条件才说服谢尔盖来店里看看情况。真的是诸多的偶然加在一起，才出现了现在的情况。

也许是因为我在周末告诉大家竞争对手即将开业的消息，今天来上班的店员们全都表情凝重，不再有之前的那股冲劲儿。

但在后厨开例会时，谢尔盖的突然惊喜现身让大家大吃一惊，那种压抑的氛围顷刻间便烟消云散。就连平常总是冷冷站在一旁的克里斯都激动得热泪盈眶。看来正如戴安娜所说，"当下百吉果店”最敬佩谢尔盖的，就是同为专业厨师的克里斯了。

"克里斯，我们继续一起做百吉果吧。"当谢尔盖对克里斯这么说时，克里斯用力地点头回应。

从谢尔盖回到店里的那天开始，"当下百吉果店"又恢复了之前的活力。我印象中的那个死气沉沉、经营状况一塌糊涂的百吉果店去哪儿了呢？

不因即将发生的危机惶惶不可终日，只为眼前的重聚而欣喜若狂的员工们的样子，完全符合"当下百吉果店"这个店名——始终专注于当下。

— 10 —

大脑有大脑的休息方法

人和组织需要的"温柔"

只靠放松无法使"大脑休息"的理由

"哈哈哈，小夏，你真是厉害，太棒了！"周末去耶鲁的研究室拜访尤达大师时，他又开始拼命夸奖我。

仔细想想，他好像从没对我说过任何否定的话。倒是我，因为从小一直被批评教育长大，导致我好像还不太习惯被人称赞。尤达大师对我说"太棒了"的时候，至今我都不知该摆出什么样的表情来回应他。

整理好心情，我继续对尤达大师报告店里的情况："有件事让我特别高兴。谢尔盖回到店里之后，克里斯每天都来参加早上的冥想活动。好像是谢尔盖邀请他去参加，他不好意思拒绝。还有，就在昨天，伯父终于也来参加冥想了。还说自己作为老板，怎么也要体验一下。这明明就是想来参加但不好意思的借口嘛！

"谢尔盖的回归果然使店里焕然一新。最棒的是，百吉果比之前好吃多了。老师您有空也来尝尝看吧。"

尤达大师开心地点点头，但随即有些担忧地对我说：

"对了，小夏……布拉德的情况怎么样？"

要不是尤达大师提醒，我差点把他给忘了。想了想他最近的情况，我回答说："听说布拉德的研究最近进入了关键部分，上个星期一直在请假，所以他没见到谢尔盖。不过，我想就算这个别扭鬼，看到店里现在的样子后应该也不会再挑剔什么了。"

我转身面对只简单回应"嗯，这样啊"的尤达大师，改以较正式的语气说：

"老师，正念的力量真的非常强大。伯父的这家店通过正念这个高效休息法获得了新生。虽然真正的考验还在后面，现在一切都是未知，但我真的非常感谢老师的帮助。格罗夫教授，谢谢您。"

"哈哈哈，不……不用谢我。"他明显因为我的感谢而脸红了，身体还扭来扭去，笑得也不自然。看来不习惯被称赞的人不只我自己嘛！他又开始用手挠乱糟糟的头发，过了好一会儿才调整好自己，恢复之前讲课的语气。

"你听说过作家朱迪•布朗（Judy Brown）所写的一首叫《火》的诗吗？就是这一首，你来读读看吧。"

Fire

What makes a fire burn
is space between the logs,
a breathing space.

Too much of a good thing,
too many logs
packed in too tight
can douse the flames
almost as surely
as a pail of water would.

火

是什么让火焰燃烧?
是薪柴之间的空隙
它们靠此呼吸

好事也好
薪柴也罢
堆得太多太密
难免会使火焰熄灭
仿佛就像
浇上一桶水一般

读完这首诗后，尤达大师接着说："无论是个人还是一个组织，为了有所成长，单单靠拼命努力是远远不够的。为了让薪柴源源不断地燃烧下去，需要让薪柴之间留有空隙。这才是真正的休息。就像商业有商业的方法论一样，休息也有休息的方法论。

"之前的美国人甚至日本人都过于追求商业方法，却完全不重视休息的方法。大家总以为去度假胜地旅游或宅在家里就算休息了，但这样完全达不到休息的效果。

"处于竞争时代中的现代人一个不小心就容易陷入"当下百吉果店"之前的那种状态中，每个人都在不知不觉中积累了大量疲劳，这样一来，火焰就无法燃烧。

"还好雷曼兄弟破产之后，商界便不再盲目地追求短期利益，而是更重视追求持续性的收益。休息也是如此，不能只追求短暂的放松，而应该寻找从根本上能解决问题并长期有效的方法。在这方面最先进的方法便是和脑科学成果息息相关的正念。我们之前说过，正念可不只是简单地放松身心而已。

"这样一想，应该就能理解为何全世界的精英们都这么热爱正念了吧。毕竟这些人需要的是真正有效果的东西。正念可是内行人才懂的高效休息法。"

听完这段话，我突然想到了自己来美国的目的。我之所以立志研究脑科学，是因为想要通过科学来治愈人心。每当提起自己的理想，我总会想起在禅寺里担任住持的父亲。

打坐？冥想？真可笑，这种东西怎么可能拯救人心！就因为非常排斥非科学的东西，我才来纽黑文做研究，追求我心目中能够治愈人心的先进科学。但是，现在我才知道，把尖端科学和佛教事物理解成水火不容的关系似乎过于武断。两者虽然看似互相冲突，却能通过正念完美地融合在一起。也许，我已经意外地发现了自己所追求的东西。

幸福有 48% 是遗传，所以"感恩"很重要

解释完朱迪·布朗的诗后，尤达大师接着对我说："我差不多没什么教你的了。要不我们一起做一下之前教过你的'慈悲心'（▷017 页）吧。机会难得，今天就来做一个培养感恩情绪的'慈悲心'，你看如何？"

我自然是答应了。于是我们两个人坐在椅子上开始冥想，在心中想出十个需要感谢的人或事。我首先想到了"当下百吉果店"的每个人，当然也包括布拉德。虽然我不喜欢他的性格，但是从一名员工的角度来看，他相当优秀。他对店里各种状况的判断总是很正确，接待客人也十分亲切得体。

这时，尤达大师静静地睁开眼睛对我说："小夏，你听说过'人的幸福有48%是由基因决定的'这种说法吗？据说是正向心理学的一个研究经过调查后得出了这个结果[1]。哈哈，这个数字很吓人吧？每个人对这个调查结果的理解都不同，也有人认为重要的是剩下的52%。"

"这样啊。不过影响幸福程度的关键难道不是有多少钱、有多伟大吗？"我急切地问道。

"大部分人确实会这么想。但令人意外的是，财产和社会地位对幸福程度的影响似乎只占了10%。那剩下的42%到底是什么呢？是人的想法和行动。要想提高自己的幸福程度，最好专注于自己能掌控的这42%，好好想想自己这辈子打算怎么活。

"不过，大家对幸福的定义各不相同，说白了幸福只是一个脑海中的思考而已。从能提高幸福程度的生活方式这点来看，不可忽视的正是'感恩'。有结果显示，对他人和社会怀有感恩之情的人更容易拥有幸福感，在脑科学领域也有数据证实这点。总之，感恩之情可以化解愤怒、恐惧、嫉妒等各种负面情绪。"

今天的课结束得比往常早很多。我离开尤达大师的研究室后，正好是日暮时分。耶鲁大学的校园里人影稀疏，我无意识地望向前方，突然在长椅上发现一个熟悉的身影——不是别人，正是研究进入关键阶段而请假一周的布拉德，他闭着眼睛，好像在想事情。

"布拉德，最近怎么样？"我轻声对他说。布拉德缓缓地睁开眼睛，瞥了我一眼，看起来非常疲惫，脸色也很差，看来他的精神压力非常大。

"论文写得还顺利吗？感觉你看起来有点累。"

"嗯，是很累啊。我和某个在百吉果店打工的人不一样，做研究真的很累。"他还是一如既往的毒舌。

如果是以前的我，估计这时已经被气得大脑充血了。不过现在我的内心十分平静，也许是刚刚的"慈悲心"起作用了吧。看来尤达大师说的"前额叶与杏仁核之间的平衡关系"已经在我脑内形成了。

我淡定地回答："跟你比起来我当然是个闲人啦。话说，那天格罗夫教授不是来店里了吗？那时候我才反应过来，你和教授很早以前就认识了。当时你对教授的态度毕恭毕敬，还真是稀奇。"

"嗯，格罗夫教授和其他人不一样。倒是你，虽然每周都往老师的研究室跑，但我看你根本就不知道他有多厉害。"

对于他的指责，我立即反驳说："我当然知道他有多厉害。还在日本的时候我就听说过老师的大名，他是推动尖端脑科学进步的耶鲁奇才，我基本上读过他所有的论文。但当然，我没想到他看起来竟是那副如尤达大师般的样子就是了。"

布拉德看着我回答说："别看他现在一副慈祥老爷爷的样子，以前可是一个高不可攀的鬼才，而且在研究人员中非常有声望。任何年轻的研究员来找他探讨他都来者不拒，旗下的研究人员曾一度高达三千人呢……"

他好像还想说些什么，但马上改变主意，继续用冷冷的语气对我说："说实话，你根本没资格接受格罗夫教授的指导。一想到他宝贵的研究时间竟然被一个在百吉果店打工的假研究员夺走，我就受不了。"

虽然他说得那么难听，但我还是没被激怒，毕竟我也没觉得他说的有什么不对。

于是我回复说："唉，你还真是刻薄，和以前一样。话说回来，你请假后，店里就忙到不行。真是谢谢你，布拉德。下周那家竞争店铺就开业了，还要麻烦你来店里多多帮忙。不过，首先要祝你研究进展顺利，祝你好运哦！"

布拉德听完我的话后一言不发地站了起来，朝着研究大楼走去。他有些不知所措，脸上浮现出自讨没趣的表情。

我对他的感谢之情并非嘲讽挖苦，而是发自内心地感谢他。刚刚在尤达大师的研究室里做完"慈悲心"时，我脑海中浮现的正是对他的感谢。凑巧又遇到了他，就这样突然地，从我的嘴里说了出来。

看着布拉德迅速离开的背影，我再一次低声对他说："谢谢你，布拉德。"

大脑神经营销学与"友善的百吉果"

在一大早的例会上，我把全体员工都召集起来，包括假期结束的布拉德。

我对大家说："大家早上好，这周末那家竞争店铺就要开业了。即使如此，我还是希望大家先好好接待眼前的每一位客人。那么，我们先各自进行5分钟的冥想吧。"

于是店员们各自找了椅子坐下，将注意力集中在自己的呼吸上。而布拉德只是一言不发地坐着，看来他好像没有参加冥想的意思。

冥想结束后，我拿出一张纸，纸上写着：友善的百吉果。

显然，看到这几个字之后所有人都愣了一下。

我对大家解释说："我一直在思考'当下百吉果店'的经营方向。大家可能会认为现在说这个为时已晚，但我觉得正是在这种时刻，更需要我们共同拥有'一个理念'。

"说实话，我刚来到这家店时，觉得这家店简直糟透了。不过，现在已经逐渐恢复了之前欣欣向荣的样子。那么，到底之前是哪一步出了错才导致业绩下滑、经营不善的呢？在每天早上的冥想过程中，我终于发现了答案：我认为店里缺乏一种'善意'。

"这种'善意'，不仅仅是指对他人的善意，更重要的是对自己温柔以待。而各位显然已经忘记该如何善待自己了。所以我在想，本店是不是能成为一个传达'善意'的地方呢？也许我这话听起来怪怪的，不过我还是希望大家能够思考一下'友善的百吉果'这个概念。"

话音落下，整个后厨一片寂静，最先打破沉默的是卡洛斯。

"听起来真有意思！那就借着这个机会，以'友善的百吉果'这个概念开发一个新菜单怎么样？"

这个提议似乎让身为专业厨师的克里斯和谢尔盖很兴奋，两人接二连三地围绕这个概念提出新的想法。不经意间我发现，就连伯父、戴安娜、友美的眼睛里也闪烁着光彩，也许他们都把"善意"这个词和自己内心某个东西联结在一起了。

就这样过了 15 分钟左右，基本的产品设计就成型了。

在一旁的我早已感动得泪眼婆娑。我眼眶含泪地对大家说："真的非常感谢大家。希望我们能在竞争店铺开业之前完成新菜单，尽可能多争取回头客。"大家鼓起掌来，整个后厨被一股温暖的氛围所包围。

我没想到"友善的百吉果"这个异想天开的点子竟然如此受大家的欢迎。看来因为正念而改变的并非我一人，店员们也都通过正念而有所成长，所以才能像现在这样愿意与我共享愿景。

"你不会真的以为这样就能超过竞争对手了吧？"就在讨论即将结束时，布拉德泼了我一盆冷水。

都到了这个时候还要来嘲讽我？我有些控制不住自己的怒气，忍不住想发火。

布拉德看到我心情不悦，立刻补充说："我不是要否定你的提议。只不过，如果想要打败竞争对手，仅靠一个新菜单也太自不量力了吧。"

我虽然有些生气，但不得不承认他说的有道理。只凭加个新菜单，确实无法和那种大型连锁咖啡店竞争。

"所以，我在想，要不要用一下我的研究？"布拉德突然说道。

嗯？我是不是听错了？为了让"友善的百吉果"这个提议通过他竟然打算为店里出主意！一时间真让人难以相信。

布拉德的研究方向是探讨大脑活动对于商品市场的作用，

即所谓的神经营销学（Neuron Marketing）。

他说，MIT 媒体实验室（麻省理工学院的研究据点之一，研究最先进的数码技术）等研究机构开发出了一种可以测量心率和皮肤导电反应（因出汗造成的皮肤导电性变化）等数值的生物感测器。通过这种感测技术可以记录人体的压力等情绪变化。

布拉德还表示，智能手机的普及可以使这项研究应用到更多人身上。只要把具有生物感测器功能的特殊薄膜贴在智能手机的手持部位，就可以即时收集使用者的身体信息。这些信息会上传至网络，再配合位置信息进行实时解析，据此就能获悉该区域的人们整体来看处于何种状态。这种技术一旦普及，就能像气象雷达图一样，一眼便知该区域人们的情绪变化。

布拉德的想法是这样的：在店里配置摄像机和装配有生物感测器的机器，摄像机用来识别客人的表情，生物感测器用来测量客人的心率和皮肤导电反应等数值。将这些信息和过去的大量数据做对比分析，然后判断顾客此时的心情。

并且，对于点了"友善的百吉果"这份新菜单的顾客要进行进一步的分析，并根据其分析结果提供特别的副食。比如说，如果发现客人此时心情不佳，就为其提供美味可口的汤品，如果发现客人此时情绪亢奋，就提供能让其内心冷静下来的花草茶等。

最后，再次用生物探测器测量那些吃完套餐的客人的心情，并把这些信息用作改进商品的反馈。这样一来，店里的菜单便会更符合客人的胃口，成为一份对人"友善"的菜单。

听完他的想法，我真的忍不住感慨一句：不愧是研究神经营销学的专家！这个办法也只有他才能想出来。

不过，我突然想到了一个问题，便问布拉德："可是你的研究不是申请专利了吗？你愿意让店里无偿使用吗？"

布拉德听了我的疑问，扭过头去别扭地回答我："对啊。但我不保证一定有效果。"

对于他出乎意料的合作精神，全体员工都大吃一惊。而我则一脸兴奋地说：

"各位，我们采用布拉德的方法吧！通过最先进的脑科学技术和'友善的百吉果'来贴近客人的内心，相信一定会有很好的效果！"

~~~

当天店里关门后，我跑到停车场叫住了准备回家的布拉德。

"布拉德，真的非常谢谢你，谢谢你的主意。"我深深地弯下腰对他鞠了一躬。"不过，你为什么想要帮忙呢？"

"什么为什么……我才想问你，为什么现在我怎么讥讽你都不生气？而且从前几天开始你就一直在说谢谢，还像现在这样给我低头鞠躬。格罗夫教授也好，你也好，我真的完全搞不懂你们在想什么。"

我真的没想到他会这么说。没想到前两天在校园里偶遇时对他说的一句"谢谢"竟让他的态度转变得如此之大。

他无视我的惊讶，接着说："你知道我为什么要在这家百吉果店里打工吗？"

这么说来这一点确实让人费解。我听说他自从高中毕业之后就一直在耶鲁大学读书。耶鲁大学是世界知名的高等学府，学费非常贵，所以学生大多来自富裕家庭，估计布拉德的家庭条件应该也不差。那他为什么要来一家小小的百吉果店打工呢？我真是百思不得其解。

正在我费解之时，布拉德开口说："其实我爸爸原来是格罗夫教授的下属，他在耶鲁大学的精神医学系做磁刺激治疗的研究，在学术界也取得过令人瞩目的研究成果。在我爸的研究生涯中，他和格罗夫教授一起挑战了那些至今为止无法治愈的疾病。不过你也知道，从研究到临床应用需要花费很长的时间，十分考验研究人员的毅力和耐心。

"就在这时，我爸的研究被曝出造假。正好那时候格罗夫教授已经是医学院的院长候选人，眼看选举就要开始。调查委员会经过查证后发现，我爸篡改了好几项研究的数据，于是他被逐出学界，也失去了耶鲁的研究职位。而格罗夫教授受到我爸的牵连，失去了参选院长的资格。

"不过，令人难过的是，我爸爸对于篡改数据毫无反省之心。我好歹也是个研究人员，看一眼数据就知道那样的造假绝不是一个团队所为，完全就是我爸自己的个人行为。但我爸一直到最后都试图把责任推给格罗夫教授。"

"原来是这样……没想到居然发生过这样的事。"我一脸震惊地说道。

其实我还在日本时确实看到过耶鲁发生的研究造假报道，但没想到当事人竟然就是布拉德的爸爸。

他接着说："即使我爸做出这么过分的事，格罗夫教授也从不反驳他，甚至还持续为我们家提供经济援助。明明他都因为我爸失去了竞选院长的资格，还被赶到了地下研究室……

"听说格罗夫教授特别自责，他认为都是因为他指导有误，才逼得我爸去篡改数据的。就是从那时候开始，格罗夫教授开始进行正念的研究……"

听完这番话，我终于明白为何他在格罗夫教授面前总是毕恭毕敬了。布拉德今日不再态度冷漠，而是相当健谈，没等我做任何回复，他又继续说：

"前几天你对我说谢谢的时候，我在你身上看到了格罗夫教授的影子。所以我今天才想着为店里出出主意。回过神来我才意识到，自己必须要帮你。"

"高效休息法"能治愈组织和社会

"小夏，这段时间都没看到你啊，哈哈哈。"我刚进研究室，尤达大师就笑呵呵地对我说。

确实，我已经一个月没来尤达大师的研究室了。在此之前的几个月内，我每周都来报到。这次这么久不见，我还挺想念他的，真是不可思议。

这位纽黑文的隐士还是一如既往，他的"专属标志"——一头乱蓬蓬的头发和皱巴巴的白大褂还是完全没变。

"好久不见，老师。"

尤达大师露出了发自内心的微笑，对我说："你都不用说话，光看你的表情我就知道，'当下百吉果店'经营得不错吧？"

确实如他所言。全体员工通过正念变得团结一心，对客人的服务更加周到，还提高了专注力与思考力……即使竞争店铺开业，也丝毫不影响他们好好工作。在这一个月内，店里的营业额屡创新高。

当然，其中最大的功臣就是同期开卖的新菜单——友善的百吉果。这份新菜单融入了尖端脑科学研究，开启了餐饮行业的新时代，在部分群体之间迅速成为热门话题。

经过社交网络的传播后，有好几家网络媒体对此事进行了报道，来"当下百吉果店"体验新菜单的客人络绎不绝。下个星期，店里还要接受电视台的采访呢。

不仅仅是运用尖端科技，还以治愈人的内心为理念，这让"当下百吉果店"引起了更大的关注。甚至有媒体以"街角一家小小百吉果店为何能提供'最理想的休息方法'？"为标题对店里做了报道。

看着尤达大师满怀期待的表情，我回答道："店里如今经营得确实不错。不仅如此，今后我们还准备在店里开正念研讨会呢，名字就叫'正念时刻'。不过这不是我的提案，最早提出这个想法的是友美。性格害羞内敛的她现在会主动向大家提出自己的想法，这在以前是想都不敢想的。戴安娜和友美决定两人搭档担任讲师。她们好像期待得不得了……"

尤达大师听完我的报告，自然是喜不自禁。"太棒了！哈哈哈，没想到已经进入社会贡献这一步了！"尤达大师眯起眼睛笑了起来，"虽然说正念是一种休息方法，但它能治愈的不仅仅是个人而已。只要扩大规模，便能治愈组织和社会。实际上，美国已经开始将正念应用到了政治和外交的各领域中，据说在美国国会都举办过正念的活动[2]。从这点来看，正念的最终形态便是社会贡献。小夏，或许你已经掌握了正念的精髓了。哈哈哈。"

"不不不，还早着呢……我可没这个自信。谁都不知道'当下百吉果店'今后会怎么发展。不过，昨天伯父跟我说，这家店已经走上正轨，让我放心去追求自己的梦想。所以，我今天来拜访老师是有事相求。"

我的语气变得有些严肃，直视着尤达大师继续说："希望老师能让我再次回到这间研究室。我想重新开始认真研究与正念相关的脑科学。我知道自己这么说很任性，但我真的很想在老师您的指导下做研究。"

话音落下，紧接着的便是一阵沉默。

"太棒了！我知道了！"尤达大师一脸慈祥地回应，"不过，我对自己的学生可是很严格的哦，哈哈哈。"

~~~

　　我突然注意到尤达大师正温和地盯着我。

　　"小夏，你要是不想说就算了，但是……你之前有过好几次恐慌症发作的经历吧？"

　　我的内心一阵刺痛，原来老师他什么都知道。我只好硬着头皮说："是……是的。"

　　尤达大师静静地看着我，温柔地说："不用我说你应该也知道，恐慌症发作多是因为一些身体或心理上的因素。你有没有想过究竟是什么原因导致这种情况发生的呢？"

　　等回过神来我才发现，我已经把自己所有的想法都告诉了尤达大师。比如说，无论我怎么努力都得不到父亲的夸奖、从小被迫打坐、我的反抗和叛逆、和家人不断出现的冲突、被同学嘲笑是和尚的女儿、对失败的恐惧、害怕被拒绝……

　　不知不觉间我已泪如雨下，而尤达大师一直在一旁温暖地注视、守护着我。

尾　声

怜悯的慈悲心

京都的夏天依旧炎热。也许是已经习惯了与札幌同纬度的纽黑文的气候，乍一回到京都，这样的热度实在让我受不了。

脱掉鞋子进入禅寺的正殿，感觉热气有增无减。从四周的树林里传来了如阵雨般响亮的蝉鸣，惹得我头晕目眩。

还记得之前我总是被父亲逼着在这里打坐。每天早上五点半起床，就算是冬天，也要赤着脚在冰冷的地板上正坐。这座正殿对儿时的我来说，是一个无可比拟的可怕存在。

距离父亲去世已超过两年了。

回想恢复在耶鲁的研究生活后几个月，母亲与我联系，得知父亲病危的消息。当我急匆匆地飞回京都，冲进病房时，看到了躺在病床上与记忆相差甚远、瘦骨嶙峋的父亲。

病床上的父亲已经意识朦胧，一直到最后都没能跟我好好说话。在剧痛的袭击之下，他的呼吸很浅、很喘。

"……爸爸，对不起。一直以来真的对不起。您说的那些话我现在终于明白一些了。"

我不停地对父亲说这些话，但不知他真的能听到吗？

我仿佛看见父亲轻轻地点了点头，泪水在眼眶里打转。

父亲去世后，我又回到耶鲁，埋头于正念与脑科学的研究中，有几篇论文还获得了国际知名期刊的认可。虽然进展缓慢，但一直踏实地朝着研究之路迈进。

而这次为了父亲去世三周年的忌日，我再一次回到了久违的故乡京都。

在地板上正坐，将意识集中在呼吸上，炙热的空气和扰乱内心的蝉鸣渐渐消退。我闭起眼睛，在内心轻轻祈祷：

希望父亲不再疼痛、不再悲伤。

希望父亲远离苦难、获得自由。

这是尤达大师教我的"怜悯（compassion）的慈悲心"。不只是祈祷自己远离苦痛，也祈求别人的病痛能尽快痊愈。

为已经去世的父亲所做的祈祷，已经深深浸入我的内心。它们一点一点地纾解着我那日夜埋头于研究、疲惫不堪的大脑和内心。

从 Doing 到 Being

感谢您能读到最后。这本围绕"高效休息法"展开的故事，您觉得怎么样？

在美国生活之后，就能理解正念为何如此受欢迎，以及它为何有如此大的影响力。这个国家的很多人都像小夏那样，或多或少都过着"任务导向型"的生活。那是一种一生都在不断追求"要做些什么"的"Doing 文化"。

而正念理论下的价值观则更重视人生"要成为什么"的"Being 文化"。对于已经厌倦不断做事的美国人来说，这种思维方式显然更具魅力。

另外，作为尤达大师口中正念"正宗传人"的日本人，一提到这个词，却总是和吃尽苦头联系起来。

正念这个词语让人感觉"难以捉摸"和"神秘莫测",与其说这是因为定义精度和翻译用语的问题,不如说这个概念的本质就是如此。也就是说,它无法以"知识"的形式输入,它是一种必须跳进这个世界、在无数次实践中才能体悟到的"智慧"。

为了让大家更容易进入正念的世界,本书决定采用微小说的形式,尽可能把正念的概念通俗易懂地解释给大家。除此之外,本书在"特别附录"部分提供了为期五天的冥想训练指南。请大家参考这份指南,来重新审视自己的休息方法。另外,十分推荐大家下载 headspace 等一些能够辅助冥想的手机软件。

回想起来,我之所以立志研究精神医学,正是因为被科学和内心的联结点所吸引。现在的我一直在美国和日本这两种文化之间摇摆不定,就像文中的小夏一样。

正念刚好位于脑科学和冥想、西方与东方的交叉点上,这也正是这个话题如此具有魅力的原因。有位美国正念专家曾说过:宁静的内心和内在的智慧得以苏醒。

在我立志成为医生的时候,几乎没有什么美国科学家赞同这个说法,就连我自己都没想到,有朝一日,脑科学研究竟然证实了这句话的正确性。

若本书能多多少少将正念的魅力传达给大家,我将深感荣幸。

另外,我将本书 10% 的版税收益全数捐赠给正念研究中心

MARC（UCLA Mindful Awareness Research Center）。MARC 位于美国加利福尼亚大学洛杉矶分校，经常开办各种正念课程、推进相关研究，是一个对正念推广到全世界颇有贡献的研究据点。

在写作本书的过程中，我受到了 DIAMOND（钻石）出版社藤田悠先生的诸多照顾。虽然我在耶鲁大学已经接触过无数令人难以置信的优秀人才，不过藤田悠先生那凌驾于他们之上的头脑经常让我感到又有新的风景在我眼前展开。我衷心感谢藤田悠先生能与我共享这段充满创意和正念的美好时光。

最后——

放下本书后，我希望您能把意识集中在呼吸上，持续 10 分钟也好，5 分钟也罢（甚至 1 分钟也可以）。不过，恐怕过不了多久，您的思绪就飘向别处去了。我希望通过这次实践，帮助大家体会到自己的意识充满了多少杂念、是如何不停地在过去和未来之间徘徊。

一切从此刻开始。或许这几分钟的冥想，对您的大脑来说就是一个改变的契机。如果本书能成为此契机，那身为作者的我真是无比欣喜。

久贺谷亮

美国精神科医生推荐的
五日简单休息法

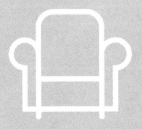

无论你是一个人生活，还是和家人、伴侣同住，
都可以使用这份为期五天的休息计划。
请考虑在过年期间及暑假等较长的假期中使用。

基本观念

以下指南只是参考，大家不必严格按照该计划执行，可以根据自己的实际情况进行调整。"任务导向"下的"必须这样做才行"思维是一种认知扭曲，会让大脑疲惫不堪。

你是不是觉得无论发生什么事都要严格按计划休息？我劝你不要追求那种完美的执行力和计划性，而要有一种"不休息也无所谓"的意识。要知道，大脑是一个爱唱反调的调皮鬼，你反过来思考反而能获得更深层的休息。

另外，这份休息指南不用花什么钱。就制造非日常感而言，这份指南和去豪华度假胜地旅游有异曲同工之妙，但从消费和娱乐的意义上来看，它和普通的度假有着根本上的区别。

不要只享受短暂的解放感，我们追求的是那种即使回到日常生活中后也能持续感到幸福的状态。

[每天要做的事]

· 外出晒太阳。

· 接触森林、大海等自然环境（要像第一次看见那样保持好奇心）。

· 泡个舒服的热水澡。

· 做伸展运动或是瑜伽这种比较温和的运动。

· 不接触数码装备，尤其是别上社交网络。

前一天的准备——让大脑进入休息模式

为了让大脑顺利进入"为期五天的休息"这种非日常状态，前一天的准备非常重要。前一天的工作结束后，请参考以下三种做法，开始进入休息模式。

①准备一个切换模式开/关的仪式

就像巴甫洛夫的狗那个著名实验 * 一样，如果用固定的音乐或香薰为大脑建立一个条件反射机制（conditioning），今后就更容易进入休息模式。推荐大家在进入休息模式之前去理发，让自己的外表发生些变化。

当内心下达指令说"接下来就要开始休息了"，大脑就会乖乖开始进入休息模式。

---

* 著名心理学家巴浦洛夫用狗做了这样一个实验：每次给狗送食物之前打开红灯、响起铃声，这样经过一段时间以后，铃声一响或红灯一亮，狗就开始分泌唾液。

②整理自己的日常生活

把自己在工作和生活中遇到的压力全都写下来，然后放到平常不怎么使用的抽屉中。用笔记本电脑或智能手机整理也行。这些都是给大脑传达"我要休息"的信号。

③将自己的房间改造成非日常生活的样子

最快的做法就是在室内或院子里搭一个露营用的简易帐篷。没条件做这一步的人可以发挥想象力，想想自己住在森林旁或小溪边。已经有实证证明这种意象导引疗法（Guided Imagery）对大脑有效。

第一天——让身体休息的"偷懒日"

第一天是偷懒日（▷120页），也就是什么都不用做的日子。总之先让身体休息下来，就算出门也要选择自己喜欢的地方。

[早上] 可以睡到自然醒。起床后进行10分钟左右的正念呼吸（▷002页），做10分钟就好。

[白天] 只做最基本的家务。在做饭、打扫和洗衣服时进行动态冥想（▷005页）。做家务本身就是一个休息的机会，能让

自己的大脑获得成长。

[**晚上**]泡个舒服的热水澡（有数据表明，让全身温暖起来可以有效治疗抑郁症）。泡澡时可以数数。有禅师认为，泡澡时数数和打坐或正念有共通之处。

不要熬夜，睡眠要充足。如果睡不着或者半夜醒来，就在床上一边给呼吸贴标签一边进行正念冥想。

第二天——逛逛附近没有去过的地方

身体获得休息后，接着换大脑休息。首先做一些前述中列举的"每天要做的事"，然后自由自在地过这一天。

[**早上**]早点起床（前一天身体获得充分休息后，今天自然就能早起）。沐浴在朝阳下，呼吸户外的空气。进行动态冥想，这对肩颈酸痛僵硬有效果。

[**白天**]去一些不太远、你没去过的地方。即使是去过的地方，也可以试着走走平常没走过的路。只决定目的地，其他的顺其自然。无论是开车去还是骑自行车去，抑或是步行，都别忘了

进行动态冥想。如果想要做伸展或瑜伽这种温和的运动，可以在网上查找相关视频跟着学。

第三天——确认与他人之间的联系

这天是"半偷懒日"。想一想你是不是为了好好休息而拼命了？别忘了火焰和薪柴之间的关系（▷174 页），注意一下自己是不是不知不觉间用力过度了。

[早上] 只要做 10 分钟的正念呼吸即可。

[白天] 创造机会来确认自己和他人之间的联系。最理想的方式是和朋友、家人一起愉快地用餐。另外，要有意识地对他人表达感谢与爱意。比如说，写感谢卡片、送花、做志愿者，等等。当然，你不知道对方会做何反应，但这种行动本身是非常有意义的。除此之外，也非常推荐大家试着与老家的人或以前的熟人打个招呼联系一下。

第四天——释放欲望的"狂野日"

这一天可以尽情释放自己的欲望。在此之前，大家都在尽可能地控制欲望，今天就来好好释放一下。期待感可以帮助大家调整心情，对于改善抑郁症非常有效。

[**早上**] 做完 10 分钟的正念呼吸之后，请认真感受自己的生理欲望（食欲、性欲等）和物质欲望。好好思考一下为何有这种欲望，以及满足这种欲望之后对个人和社会有何影响。正向心理学的研究显示，物质上的满足只占幸福程度的很小一部分，6 个月之后就会消减。

[**白天**] 满足自己的欲望。比如说，想去购物就去购物，想吃美食就吃美食。事先设定好时间和金额限制后就能避免事后后悔。

[**晚上**] 大约从这个时间段开始，脑海中开始出现日常生活和工作的事情。此时可以通过平和心冥想（▷ 153 页）来保持内心的平静。如果你想要积极地思考工作上的事，则可以空出一段时间重新审视"工作是为了实现什么"（深层需求，▷ 130 页）。另外，在睡前做一下感恩的"慈悲心"（▷ 176 页），举出 10 件现在的自己能够感谢的事情。

第五天——为了让"下一次休息"变得更好

这一天是五日简单休息法中的最后一天。一边想想前述中"每天要做的事",一边悠闲地度过这一整天。这时候你肯定会在想明天开始的一如往日的日常生活(工作和家事)。但是,你已经连续五天实行各式各样的正念冥想,做完这些后,你对日常生活的看法应该已经有所改变。

[晚上] 做一些从非日常生活过渡到日常生活的仪式(具体什么仪式可自行决定)。建议你准备一个笔记本,规划一下"下一次五天休息计划"。为了使"火焰"持续燃烧下去,必须需要一定的"空隙"。做休息规划就是为了事先安排好"空隙"。

经过这五天后,我想你已经发现哪里做得不够好,哪里应该改正,把这些发现和感悟都写进笔记本里吧。

~~~

这个世界上没有什么高效的休息场所。只要你的内心未被治愈,就永远无法拥有真正的休息。而最切实可行的休息方法,就是让你的大脑获得休息。

References
参考文献

前言

1 Raichle, Marcus E., and Debra A. Gusnard. "Appraising the brain's energy budget." Proceedings of the National Academy of Sciences 99.16 (2002) : 10237-10239.

2 Tan, Chade-Meng. Search Inside Yourself. Harper Collins USA (2012).

0

1 "Best Global Universities for Psychiatry/Psychology." U.S. News (2016).

2 Gelles, David."At Aetna, a C.E.O.'s Management by Mantra." The New York Times (2015).

1

1 Krasner, Michael S., et al. "Association of an educational program in mindful communication with burnout, empathy, and attitudes among primary care physicians." The Journal of the American Medical Association 302.12 (2009): 1284-1293.

2 Brewer, Judson A., et al. "Meditation experience is associated with differences in default mode network activity and connectivity." Proceedings of the National Academy of Sciences 108.50 (2011): 20254-20259.

3 Killingsworth, Matthew A., and Daniel T. Gilbert. "A wandering mind

is an unhappy mind." Science 330.6006 (2010): 932-932.

4   Raichle, Marcus E. "The brain's dark energy." Scientific American 302.3 (2010): 44-49.

5   Liston, Conor, et al. "Default mode network mechanisms of transcranial magnetic stimulation in depression." Biological Psychiatry 76.7 (2014): 517-526.

6   根据本医院的基础数据可知，通过比较 TMS 重复性经颅磁刺激对 Zung 抑郁症"倦怠感"治疗的结果发现，倦怠感比之前改善了 36.1%，从统计上来看有所降低（p<0.01）。

7   Sheline, Yvette I., et al. "The default mode network and self-referential processes in depression." Proceedings of the National Academy of Sciences 106.6 (2009): 1942-1947.

Sheline, Yvette I., et al. "Resting-state functional MRI in depression unmasks increased connectivity between networks via the dorsal nexus." Proceedings of the National Academy of Sciences 107.24 (2010): 11020-11025.

8   Sperduti, Marco, Pénélope Martinelli, and Pascale Piolino. "A neurocognitive model of meditation based on activation likelihood estimation (ALE) meta-analysis." Consciousness and Cognition 21.1 (2012): 269-276.

9   Lazar, Sara W., et al. "Meditation experience is associated with increased cortical thickness." Neuroreport 16.17 (2005): 1893.

Hölzel, Britta K., et al. "Mindfulness practice leads to increases in regional brain gray matter density." Psychiatry Research: Neuroimaging 191.1 (2011): 36-43.

10   Lazar, Sara W., et al. "Meditation experience is associated with increased cortical thickness." Neuroreport 16.17 (2005): 1893.

11   Hölzel, Britta K., et al. "Mindfulness practice leads to increases in regional brain gray matter density." Psychiatry Research: Neuroimaging 191.1 (2011): 36-43.

12   Fox, Kieran CR, et al. "Is meditation associated with altered brain structure? A systematic review and meta-analysis of morphometric neuroimaging in meditation practitioners." Neuroscience & Biobehavioral

Reviews 43 (2014): 48-73.

13   Tang, Yi-Yuan, Britta K. Hölzel, and Michael I. Posner. "The neuroscience of mindfulness meditation." Nature Reviews Neuroscience 16.4 (2015): 213-225.

2

1   Tang, Yi-Yuan, et al. "Short-term meditation induces white matter changes in the anterior cingulate." Proceedings of the National Academy of Sciences 107.35 (2010): 15649-15652.

3

1   Chiesa, Alberto, Raffaella Calati, and Alessandro Serretti. "Does mindfulness training improve cognitive abilities? A systematic review of neuropsychological findings." Clinical Psychology Review 31.3 (2011): 449-464.

2   Brewer, Judson A. "How to Get Out of Your Own Way (and the Brain Science Behind It)." The Huffington Post (2013).

3   Brewer, Judson A., et al. "Meditation experience is associated with differences in default mode network activity and connectivity." Proceedings of the National Academy of Sciences 108.50 (2011): 20254-20259.

Brewer, Judson A., and Kathleen A. Garrison."The posterior cingulate cortex as a plausible mechanistic target of meditation: findings from neuroimaging." Annals of the New York Academy of Sciences 1307.1 (2014): 19-27.

4   Cairncross, Molly, and Carlin J. Miller. "The Effectiveness of Mindfulness-Based Therapies for ADHD A Meta-Analytic Review." Journal of Attention Disorders (2016): 1087054715625301.

4

1   根据本医院的基础数据可知，在某个特定时期接受诊疗的患者中，有 8 位患者在接受 TMS 重复性经颅磁刺激治疗后，睡眠质量得到了改善。

2   Xie, Lulu, et al. "Sleep drives metabolite clearance from the adult brain." Science 342.6156 (2013): 373-377.

3   Greicius, Michael D., et al. "Default-mode network activity distinguishes Alzheimer's disease from healthy aging: evidence from functional MRI." Proceedings of the National Academy of Sciences of the United States of America 101.13 (2004): 4637-4642.

5

1   Hölzel, Britta K., et al. "Stress reduction correlates with structural changes in the amygdala." Social Cognitive and Affective Neuroscience 5.1 (2010): 11-17.

2   Smith, ME Beth, et al. "Treatment of myalgic encephalomyelitis/ chronic fatigue syndrome: a systematic review for a National Institutes of Health Pathways to Prevention Workshop." Annals of Internal Medicine 162.12 (2015): 841-850.

3   Knijnik, Leonardo M., et al. "Repetitive Transcranial Magnetic Stimulation for Fibromyalgia: Systematic Review and Meta - Analysis." Pain Practice (2015).

Palm, Ulrich, et al. "Non-invasive brain stimulation therapy in multiple sclerosis: a review of tDCS, rTMS and ECT results." Brain Stimulation 7.6 (2014): 849-854.

Tendler, Aron, et al. "Deep Repetitive Transcranial Magnetic Stimulation (dTMS) for Multiple Sclerosis (MS) Fatigue, Irritability and Parasthesias: Case Report." Brain Stimulation:Basic, Translational, and Clinical Research in Neuromodulation 7.5 (2014): e24-e25.

Schippling, S. et al. 29th Congress of the European Committee for Treatment and Research in Multiple Sclerosis (ECTRIMS). Abstract #165. Presented October 4, (2013).

4   Simpson, Robert, et al. "Mindfulness based interventions in multiple sclerosis-a systematic review." BMC Neurology 14.1 (2014).

5   Ross, Christopher. "A Day in the Life of 5-Hour Energy Creator Manoj Bhargava." WSJ. Magazine Nov. (2015): 101-102.

6 Sánchez-Villegas, Almudena, et al. "A longitudinal analysis of diet quality scores and the risk of incident depression in the SUN Project." BMC Medicine13.1 (2015).

Quirk, Shae E., et al. "The association between diet quality, dietary patterns and depression in adults: a systematic review." BMC Psychiatry 13.1 (2013).

Estruch, Ramón, et al. "Primary prevention of cardiovascular disease with a Mediterranean diet." New England Journal of Medicine 368.14 (2013): 1279-1290.

7 van Praag, Henriette. "Exercise and the brain: something to chew on." Trends in Neurosciences 32.5 (2009): 283-290.

8 Dash, Sarah, et al. "The gut microbiome and diet in psychiatry: focus on depression." Current Opinion in Psychiatry 28.1 (2015): 1-6.

9 O'Reilly, Gillian A., et al. "Mindfulness - based interventions for obesity - related eating behaviours: a literature review." Obesity Reviews 15.6 (2014): 453-461.

10 Cooney, Gary M., et al. "Exercise for depression." The Cochrane Library (2013).

11 Rethorst, Chad D., Bradley M. Wipi, and Daniel M. Landers. "The antidepressive effects of exercise." Sports Medicine 39.6 (2009): 491-511.

12 Erickson, Kirk I., et al. "Exercise training increases size of hippocampus and improves memory." Proceedings of the National Academy of Sciences 108.7 (2011): 3017-3022.

13 Chatterjee, Anjan. "Visual Art." In: Gottfried, Jay A., ed. Neurobiology of Sensation and Reward. CRC Press (2011): Chapter 18.

14 Bögels, Susan, et al. "Mindfulness training for adolescents with externalizing disorders and their parents." Behavioural and Cognitive Psychotherapy 36.02 (2008): 193-209.

6

1 Kuyken, Willem, et al. "Effectiveness and cost-effectiveness of mindfulness-based cognitive therapy compared with maintenance antidepressant treatment in the prevention of depressive relapse or recurrence (PREVENT): a

randomised controlled trial." The Lancet 386.9988 (2015): 63-73.

7

1   Goleman, Daniel. Emotional Intelligence: why it can matter more than IQ. Bantam Books (2005).

2   Brewer, Judson A., et al. "Mindfulness training for smoking cessation: results from a randomized controlled trial." Drug and Alcohol Dependence 119.1 (2011): 72-80.

3   Darley, John M., and C. Daniel Batson. "'From Jerusalem to Jericho': A study of situational and dispositional variables in helping behavior." Journal of Personality and Social Psychology 27.1 (1973): 100.

8

1   Sharot, Tali, et al. "Neural mechanisms mediating optimism bias." Nature 450.7166 (2007): 102-105.

2   Drevets, Wayne C., et al. "Subgenual prefrontal cortex abnormalities in mood disorders." Nature 386. (1997): 824-827.

3   Ozbay, Fatih, et al. "Social support and resilience to stress: From neurobiology to clinical practice." Psychiatry 4.5 (2007): 35-40.

4   Kaufman, Joan, et al. "Social supports and serotonin transporter gene moderate depression in maltreated children." Proceedings of the National Academy of Sciences of the United States of America 101.49 (2004): 17316-17321.

5   Charney, D.S, MD, interviewed by Norman Sussman, MD. "In session with Dennis S. Charney, MD: Resilience to stress." Primary Psychiatry 13. (2006): 39-41.

6   Krishnan, Vaishnav, et al. "Molecular adaptations underlying susceptibility and resistance to social defeat in brain reward regions." Cell 131.2 (2007): 391-404.

Chaudhury, Dipesh, et al. "Rapid regulation of depression-related behaviours by control of midbrain dopamine neurons." Nature 493.7433 (2013): 532-536.

Friedman, Allyson K., et al. "Enhancing depression mechanisms in midbrain dopamine neurons achieves homeostatic resilience." Science 344.6181 (2014): 313-319.

7　Tang, Yi-Yuan, Britta K. Hölzel, and Michael I. Posner. "The neuroscience of mindfulness meditation." Nature Reviews Neuroscience 16.4 (2015): 213-225.

8　Van Dusen, Allison. "Inside e Endurance Athlete's Mind."Forbes (2008).

9

1　Lewis, Tanya. " A Harvard psychiatrist says 3 things are the secret to real happiness." Business Insider (2015) .

Waldinger, Robert. "What makes a good life? Lessons from the longest study on happiness." TED (2015).

Bradt, George. "The Secret Of Happiness Revealed By Harvard Study." Forbes (2015).

2　Kabat-Zinn, Jon, et al. "Influence of a mindfulness meditation-based stress reduction intervention on rates of skin clearing in patients with moderate to severe psoriasis undergoing photo therapy (UVB) and photochemotherapy (PUVA)." Psychosomatic Medicine 60.5 (1998): 625-632.

3　Tang, Yi-Yuan, et al. "Central and autonomic nervous system interaction is altered by short-term meditation." Proceedings of the National Academy of Sciences 106.22 (2009):8865-8870.

4　Tang, Yi-Yuan, Britta K. Hölzel, and Michael I. Posner. "The neuroscience of mindfulness meditation." Nature Reviews Neuroscience 16.4 (2015): 213-225.

10

1　Lykken, David, and Auke Tellegen. "Happiness is a stochastic phenomenon." Psychological Science 7.3 (1996): 186-189.

2　Plum Village. "Thich Nhat Hanh address to US Congress, September 10, 2003" Plum Village Website (2003).